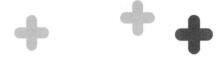

公共卫生人才职业素养培育与提升

张国栋◎著

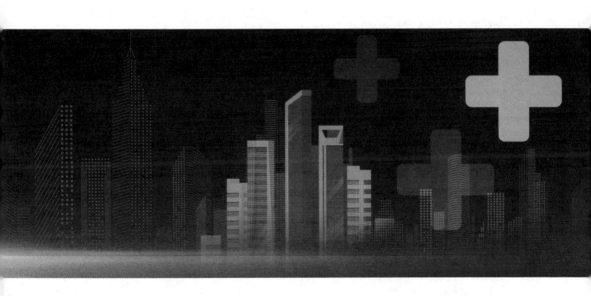

辽宁人民出版社

图书在版编目(CIP)数据

公共卫生人才职业素养培育与提升 / 张国栋著. —
沈阳：辽宁人民出版社，2024.9
　ISBN 978-7-205-11176-2

　Ⅰ.①公… Ⅱ.①张… Ⅲ.①公共卫生－人才培养－
研究－中国 Ⅳ.①R199.2

中国国家版本馆CIP数据核字(2024)第094489号

出版发行：辽宁人民出版社
　　　　地址：沈阳市和平区十一纬路25号 邮编：11003
　　　　电话：024-23284321(邮　购) 024-23284324(发行部)
　　　　传真：024-2　3284191(发行部) 024-23284304(办公室)
　　　　http://www.lnpph.com.cn
印　　刷：沈阳海世达印务有限公司
幅面尺寸：170mm×240mm
印　　张：12.25
字　　数：203千字
出版时间：2024年9月第1版
印刷时间：2024年9月第1次印刷
责任编辑：张天恒　王晓筱
装帧设计：识途文化
责任校对：吴艳杰
书　　号：ISBN 978-7-205-11176-2
定　　价：68.00元

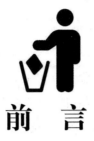

前　言

在全球化和信息化的今天，公共卫生的重要性日益凸显，它不仅关系到国家的繁荣稳定，还直接影响全球健康安全。公共卫生人才作为维护和提升公众健康水平的关键力量，其职业素养和专业能力的培养显得尤为重要。本书深入探讨了公共卫生的定义、目标、重要性以及当前面临的挑战，旨在为公共卫生人才的培育提供理论指导和实践路径。

公共卫生作为一门以预防为主、群体健康为焦点的学科，其核心理念是通过系统性的方法来识别和解决健康问题。它不仅关注疾病的预防和控制，还致力于健康促进、健康服务的提供、健康平等的实现以及应急准备和响应。公共卫生的目标是通过集体努力，实现一个更健康、更公平的社会，这不仅包括个体健康，还涵盖了社区和国家层面的健康福祉。

在社会经济层面，公共卫生对经济发展、社会稳定和生产力有着深远影响。良好的公共卫生条件可以降低疾病发生率，提高劳动效率，促进经济增长；同时，公共卫生服务的公平性对于维护社会稳定和促进社会和谐具有重要作用。此外，公共卫生在应对全球性健康威胁，如传染病和慢性病方面，发挥着举足轻重的作用。通过加强疫情监测、规范疫苗接种、提高人群免疫力等手段，公共卫生有效降低了传染病的发病率和死亡率。

然而，公共卫生领域也面临着诸多挑战，如新发传染病的防控、慢性病的流行、全球化与人口流动带来的复杂局面，等等。这些挑战要求公共卫生工作者具备更高的职业素养，包括扎实的专业知识、技能和敬业精神，以及良好的沟通和协作能力。公共卫生人才应具备流行病学分析、卫生统计学、环境与公共卫生、营养与食品安全等多方面的知识，同时还需要关注全球公共卫生问题，具备国际视野和合作能力。

为了应对这些挑战，新医科概念应运而生，它强调跨学科整合与创新，以解决医学领域面临的重大科学问题和技术挑战。新医科的发展为公共卫生教育带来了新的机遇，如公共卫生虚拟仿真技术的应用，提供了沉浸式的学习体验，让学生在安全的虚拟环境中进行实践和决策。此外，新医科还推动了公共卫生课程内容的更新和教学方法的创新，如案例教学法、问题导向学习（PBL）等，旨在培养学生的批判性思维和解决实际问题的能力。

在新医科背景下，公共卫生人才的培养目标和模式正在发生变革。人才应具备交叉学科知识与技能，实践与应急能力，创新与研究能力，国际视野与合作能力，领导与管理能力，沟通与教育能力，伦理与法律意识，以及终身学习能力。这些能力将使公共卫生人才能够更好地适应新时代公共卫生领域的挑战和需求。

公共卫生人才的培育与提升是一项系统工程，需要政府、教育机构、医疗机构和社会各界的共同努力。通过不断的教育创新、实践教学强化、跨学科能力培养以及国际合作与交流，可以培养出更多具备高素质、专业化的公共卫生人才，为全球公共卫生事业的发展作出更大的贡献。

张国栋

2024 年 6 月

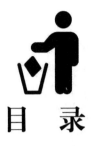

目　录

引言

第一节 公共卫生的重要性与挑战

一、公共卫生的定义与目标

（一）公共卫生的定义

公共卫生是一个涉及广泛领域的学科，它关注预防疾病、延长寿命、提高生活质量，并增进健康和福祉。

1.基本概念

预防为主：公共卫生的核心理念是预防而非治疗。它强调通过预防措施来减少疾病的发生，而不是仅仅治疗已经出现的疾病。

群体健康：公共卫生关注的是整个人群的健康，而不仅仅是个体。它试图通过改善环境、政策和社会条件来提高整体健康水平。

系统性方法：公共卫生采用系统性的方法来识别和解决健康问题，这包括对健康影响因素的全面分析，如生活方式、环境、社会经济状况等。

2.在社会健康中的作用

疾病预防：通过疫苗接种、健康教育、环境卫生改善等措施，公共卫生有助于预防传染病和慢性疾病的发生。

健康促进：公共卫生活动旨在增强公众的健康意识，鼓励健康的生活方式，如合理饮食、适量运动等，从而降低疾病风险。

健康政策制定：公共卫生专家参与制定和评估健康政策，确保政策能够有效地改善人群健康。

健康不平等的减少：公共卫生关注健康不平等问题，努力通过提供平等的医疗资源和服务来减少健康差距。

应对紧急卫生事件：在自然灾害、疫情暴发等紧急卫生事件中，公共卫生系统负责协调资源，实施有效的应对措施，以保护公众健康。

健康数据和研究：公共卫生依赖于流行病学研究和健康数据来指导实践，确保健康干预措施基于科学证据。

（二）公共卫生的目标

公共卫生的主要目标是通过一系列策略和措施来提升人群的整体健康水平，这些目标包括但不限于以下几个方面。

1.疾病预防

传染病控制：通过疫苗接种、疾病监测和流行病学调查来预防和控制传染病的传播。

慢性病管理：通过健康教育、生活方式干预和政策支持来预防和管理慢性疾病，如心血管疾病、糖尿病和癌症。

2.健康促进

健康生活方式推广：鼓励健康饮食、定期运动、戒烟和限酒，以减少不良生活习惯对健康的影响。

环境健康：改善居住和工作环境，减少环境污染，确保清洁饮用水和空气，以降低环境因素对健康的风险。

3.健康服务的提供

基本医疗服务：确保所有人都能获得基本的医疗保健服务，包括预防、诊断、治疗和康复。

健康政策制定：制定和实施有效的健康政策，以支持公共卫生目标，如医疗保险、健康教育和健康促进项目。

4.健康平等

减少健康差距：通过政策和干预措施，减少不同社会经济群体之间的健康差异。

全球卫生合作：在国际层面上合作，应对全球性健康挑战，如传染病大流行、气候变化对健康的影响。

5.应急准备和响应

公共卫生应急：建立和维护应急响应系统，以应对自然灾害、疫情暴发等紧急卫生事件。

风险沟通：在紧急情况下，提供准确的信息和指导，帮助公众作出正确的健康决策。

6.健康信息系统

数据搜集与分析：建立和维护健康信息系统，收集关键健康数据，进行流行病学研究，以指导公共卫生决策。

7.研究与创新

科学研究：支持公共卫生领域的科学研究，以发现新的预防和治疗方法，以及改善健康服务的效率。

技术创新：利用现代技术，如信息技术、人工智能等，提高公共卫生服务的质量和可及性。

通过实现这些目标，公共卫生旨在提高人们的生活质量，延长预期寿命，并为社会创造一个更健康、更安全的环境。

二、公共卫生的重要性

（一）社会经济影响

公共卫生对经济发展、社会稳定和生产力有着深远的影响，这些影响可以从以下几个方面进行分析：

1.经济发展

人力资本：公共卫生状况直接影响劳动力的健康和生产力。良好的公共卫生条件可以降低疾病发生率，提高劳动效率，从而促进经济增长。相反，公共卫生危机（如传染病暴发）会导致劳动力短缺，影响生产活动，降低经济产出。

投资和消费：公共卫生事件可能引起投资者信心下降，导致投资减少，消费需求降低，进而影响经济增长。例如，疫情期间，旅游业、餐饮业等面对面服务行业受到严重冲击，导致经济活动减缓。

全球供应链：公共卫生危机可能影响全球供应链的稳定性，导致生产成本上升和供应链中断，影响国际贸易和经济增长。

2.社会稳定

社会秩序：公共卫生事件可能导致社会秩序混乱，如恐慌性购买、医疗资源紧张等，影响社会稳定。政府需要采取有效措施，如信息透明、合理分配资源，以维护社会秩序。

社会公平：公共卫生服务的不平等可能导致健康差距扩大，影响社会公平。政府需要确保所有人群都能获得基本的公共卫生服务，减少健康不平等。

3.生产力

劳动力健康：公共卫生投资可以提高劳动力的整体健康水平，减少因病缺勤，提高工作效率，从而提升生产力。

创新和研发：公共卫生领域的研究和创新，如疫苗研发、疾病预防技术，可以提高社会对新发传染病的应对能力，减少对生产力的负面影响。

公共卫生是经济发展和社会稳定的重要基石。投资公共卫生不仅能够提高人民健康水平，还能促进经济的可持续发展，维护社会稳定。在全球化背景下，各国需要加强合作，共同应对公共卫生挑战，以实现全球经济的繁荣和社会的和谐。

（二）健康公平性

公共卫生在实现健康公平和减少健康差距中扮演着至关重要的角色。

1.预防为主

公共卫生的核心理念是预防疾病，通过健康教育、疫苗接种、环境卫生改善等措施，可以有效预防疾病的发生，减少因疾病导致的健康不平等。

2.健康促进

公共卫生活动旨在增强公众的健康意识，鼓励健康的生活方式，如合理饮食、适量运动等，这些活动有助于缩小不同社会经济群体之间的健康差距。

3.资源分配

公共卫生政策和规划关注资源的公平分配，确保所有人群，特别是弱势群体，能够获得基本的卫生服务。这包括改善基础设施，如清洁饮用水、卫生设施，以及提供必要的医疗设备和服务。

4.监测和评估

公共卫生系统通过监测健康数据，识别健康不平等现象，评估干预措施的有效性，从而指导政策制定，确保健康服务的公平性和可及性。

5.应对紧急卫生事件

在传染病暴发等紧急卫生事件中，公共卫生机构负责协调资源，实施有效的应对措施，保护所有人群的健康，特别是那些最容易受到威胁的群体。

6.国际合作

公共卫生领域的国际合作有助于分享知识和资源，支持发展中国家提高公共卫生能力，减少全球范围内的健康差距。

7.法律和政策支持

公共卫生法律和政策为实现健康公平提供了框架，确保所有人都能在法律框架内享有健康权利，包括获得基本医疗服务的权利。

8.社会参与

公共卫生鼓励社区参与和民间社会的力量，通过社区健康项目和志愿者活动，提高公众对健康问题的认识，促进健康公平。

9.跨部门合作

公共卫生问题往往涉及多个领域，如教育、住房、交通等，因此需要跨部门合作，共同解决影响健康的社会决定性因素。

10.持续改进

公共卫生系统不断学习和改进，通过科学研究和技术创新，提高服务质量，降低成本，使健康服务更加公平和高效。

公共卫生通过多种途径和策略，致力于减少健康差距，实现健康公平，为所有人提供更好的健康保障。这不仅提高了个人和社区的生活质量，也为社会经济发展和稳定作出了贡献。

三、当前公共卫生面临的挑战

（一）传染病的暴发与防控

新发传染病，如新冠疫情，对全球公共卫生系统提出了前所未有的挑战。这些挑战主要包括：

1.快速传播与变异

新发传染病往往传播速度快，如新冠病毒，其变异株的出现增加了防控的复杂性。病毒的变异可能导致现有疫苗和治疗方法的有效性降低。

2.全球性影响

新发传染病不受国界限制，可以迅速跨越地理界限，影响全球范围内的人口。这要求国际社会加强合作，共同应对。

3.医疗资源压力

疫情暴发时，医疗系统面临巨大压力，包括医疗设备、药品、医护人员的短缺，以及医疗资源的合理分配。

4.经济与社会影响

疫情对全球经济产生重大影响，导致经济活动减缓，失业率上升，社会秩序受到挑战。

5.信息传播与公众心理

正确信息的传播对于防控疫情至关重要。同时，公众恐慌和不实信息的传播可能导致社会不稳定。

（二）慢性病的流行

随着社会的发展和人们生活水平的提高，慢性病已经成为全球公共卫生领域面临的重要挑战。在我国，慢性病流行趋势日益严峻，对公共卫生系统造成了巨大的压力。

1.慢性病流行现状及对公共卫生系统的压力

（1）慢性病患病率持续上升

近年来，我国慢性病患病率呈现持续上升趋势。据统计，我国现有慢性病患者已达2.6亿，其中包括心血管疾病、糖尿病、肿瘤等。慢性病不仅给患者本人带来极大的痛苦，还对其家庭和社会造成了沉重的负担。

（2）慢性病对公共卫生系统的压力

慢性病的高患病率给公共卫生系统带来了巨大的压力。首先，慢性病治疗周期长、费用高，导致医疗资源紧张。据统计，我国慢性病医疗费用占全国总医疗费用的70%以上。其次，慢性病严重影响患者生活质量，导致劳动力丧失。据估算，我国每年因慢性病丧失劳动力的人口达数百万。此外，慢性病还加剧了社会养老保障压力，使得社会保障体系面临严峻挑战。

2.慢性病预防和控制策略

（1）健康教育与促进

提高公众对慢性病的认识和预防意识是预防和控制慢性病的关键。政府部门应加大健康教育力度，通过媒体、社区等多种途径，普及慢性病防治知识，引导群众养成健康的生活方式。

（2）政策法规与制度保障

完善慢性病防治政策法规，为慢性病防治工作提供制度保障。例如，建立健全基本医疗保险制度，将慢性病纳入医疗保险范畴；制定慢性病防治规划，明确各级政府、部门和单位的职责，确保防治工作落到实处。

（3）慢性病防治体系建设

加强慢性病防治体系建设，提高医疗服务水平。这包括完善基层医疗卫生服务体系，提升基层慢性病防治能力；加强慢性病相关专业人才培养，提高慢性病诊疗水平；推动慢性病防治科研创新，推广先进技术。

（4）跨界合作与资源共享

加强政府、医疗机构、社会组织和企业之间的合作，实现资源共享，形成慢性病防治合力。例如，政府与企业合作，推广慢性病防治新技术；医疗机构与社会组织携手，开展慢性病康复救助项目。

（5）慢性病监测与评估

建立完善的慢性病监测体系，定期对慢性病发病情况、防治措施实施效果等进行评估。这有助于及时发现问题，调整防治策略，提高慢性病防治工作的科学性、针对性和有效性。

慢性病对我国公共卫生系统构成了巨大压力。只有采取综合防治策略，加强健康教育、政策法规、体系建设、跨界合作和监测评估等多方面工作，才能有效应对慢性病挑战，保障人民群众身体健康。

（三）全球化与健康不平等问题

全球化是一个不可逆转的趋势，它不仅对经济、政治和文化产生了深远影响，也对健康资源的分配和健康服务的可及性带来了诸多挑战。

1.资源分配不均加剧

随着全球化的推进，发达国家和发展中国家之间的贫富差距日益扩大，导致资源分配不均。发达国家拥有先进的医疗技术和设备，充足的医疗人员，以及完善的健康管理体系。然而，发展中国家却面临着截然不同的局面。全球卫生资源分配不均的问题因此在一定程度上得到了放大。

2.医疗技术传播与借鉴

全球化促进了医疗技术的国际交流与传播，发展中国家的医疗机构可以借鉴和引进发达国家的先进医疗技术和管理经验。这有助于提高发展中国家的医疗服务水平，缩小与发达国家的差距。同时，国际的医疗合作项目也不断增多，为发展中国家提供了更多的学习和发展机会。

3.跨国就医现象

随着全球化的推进，跨国就医现象日益普遍。许多发展中国家的人们会选择到医疗水平更高的发达国家寻求更好的治疗。这使得发达国家的医疗服务需求增加，压力加大，而发展中国家的医疗资源则相对闲置。这种现象在一定程度上加剧了全球健康资源分配的不平衡。

4.传染病防控全球化

全球化加强了各国之间的联系，也使得传染病的传播变得更加迅速。埃博拉、新冠病毒等疫情已经充分证明了传染病防控全球化的重要性。各国应加强合作，共同应对全球公共卫生挑战，确保健康资源公平分配，提高服务水平。

5.健康政策的国际合作

为应对全球化带来的健康挑战，各国政府应加强国际合作，共同制定和实施健康政策。例如，在全球范围内推动疫苗的可及性和普及率，降低疫苗成本，使更多发展中国家的人民受益。此外，还可以通过国际合作，推动医疗资源的合理配置，提高健康服务的质量和可及性。

全球化对健康资源的分配和健康服务的可及性产生了深远影响。在应对这一挑战的过程中，各国政府和国际组织应共同努力，推动全球健康公平，使更多人享受到优质的健康服务。

第二节　职业素养的定义与内涵

一、公共卫生人才职业素养的定义

（一）职业素养的基本概念

公共卫生是关系到国家民族繁荣昌盛、人民生活水平提高的重要领域。在党的十八大以来，我国明确了新时代党的卫生健康工作方针，强化提高人民健康水平的制度保障，成功防范和应对了多种突发疫情。在这一过程中，职业素养在公共卫生领域的重要性得到了充分体现。

首先，职业素养是公共卫生工作者的基本素质。公共卫生工作者要具备扎实的专业知识、技能和敬业精神，才能在疫情防控、疾病防治等方面发挥关键作用。面对突发公共卫生事件，具备高度职业素养的专业人员能够迅速响应，采取有效措施，为防控疫情蔓延、保障人民生命安全作出重要贡献。

其次，职业素养有助于提高公共卫生服务质量。在公共卫生服务体系中，各类专业人员要紧密协作，形成合力。高度的职业素养可以使他们在工作中遵循规范、团结协作、持续改进，从而提高公共卫生服务的质量和效率。这对于实现全民健康覆盖、促进人民健康发展具有重要意义。

再次，职业素养有利于增强公共卫生领域的科研创新能力。公共卫生领域科研创新是推动卫生事业发展的关键动力。具备职业素养的专业人员能够关注国内外卫生动态，积极参与科研项目，为我国公共卫生科技创新贡献力量。在此基础上，我国成功研发了多种疫苗以及新冠病毒检测试剂盒，为全球抗疫提供了重要支持。

最后，职业素养有助于提升公共卫生领域的社会治理水平。公共卫生事件涉及面广、影响力大，需要政府、企业、社会组织和公众共同参与。具备职业素养的公共卫生专业人员能够充分发挥自身优势，推动各方共同参与疫情防控、健康管理等工作，形成社会治理合力。这有助于构建共建共治共享的社会治理格局，为维护人民健康提供有力保障。

职业素养在公共卫生领域具有重要意义。在新时代背景下，应高度重视公共卫生工作者的职业素养培养，为提升我国公共卫生事业水平、保障人民健康和生命安全奠定坚实基础。

（二）公共卫生人才的特殊要求

公共卫生专业人员应具备的职业道德和专业技能，可以从以下几个方面进行阐述。

1.职业道德

（1）敬业精神：公共卫生专业人员要具备强烈的使命感和责任心，全心全意为公众的健康服务。

（2）诚信原则：在研究和实践中，坚持真实、客观、公正的态度，杜绝虚假、抄袭等不端行为。

（3）保密与隐私保护：在履行职责过程中，尊重和保护服务对象的隐私，不泄露个人信息。

（4）团队合作：具备良好的沟通和协作能力，与同事、合作伙伴共同为公共卫生事业贡献力量。

（5）法律法规遵守：遵循国家法律法规，严格执行相关政策和规程，确保公共卫生工作的合法性。

2.专业技能

（1）流行病学分析：掌握流行病学调查方法、数据分析和风险评估，为制定公共卫生政策提供科学依据。

（2）卫生统计学：熟练运用统计方法和技术，对公共卫生数据进行有效分析和解释。

（3）环境与公共卫生：了解环境因素对健康的影响，监测和改善生活环境，预防疾病的发生。

（4）营养与食品安全：研究食物与营养对健康的影响，保障食品安全，提高公众营养水平。

（5）传染病防控：掌握传染病的传播途径、预防措施和救治方法，有效应对疫情和突发事件。

（6）健康教育与促进：运用教育学和心理学原理，开展健康教育和促进工作，提高公众的健康素养。

（7）公共卫生管理与政策：研究公共卫生管理体系和政策，为政府部门提供决策建议，优化公共卫生资源配置。

（8）紧急事件应对与灾害救援：具备应对突发公共卫生事件和灾害救援的能力，保障公众生命安全。

（9）跨学科知识与应用：掌握多学科知识，如医学、生物学、社会学等，解决公共卫生领域的实际问题。

（10）持续专业发展：不断学习新知识、新技术，提高自身专业素养，适应公共卫生事业的发展需求。

二、公共卫生人才的核心素养

（一）专业知识与技能

公共卫生专业人员所需的基础医学知识、流行病学、卫生统计学等专业知识，是为了更好地应对各种公共卫生挑战和问题。在此基础上，他们还需掌握一系列相关领域的知识，以确保在实际工作中能够全面、高效地开展各项工作。

首先，公共卫生专业人员需要了解环境与健康的关系。这包括环境污染对人体健康的影响、环境保护措施以及如何改善环境以提高人民生活质量。此外，他们还需掌握卫生法规和政策，以便在实际工作中能够遵循相关法规，有效推动公共卫生事业的发展。

其次，公共卫生专业人员需要具备卫生监督和管理能力。这包括对公共卫生事件的应急处置、卫生监督执法、食品安全监管等方面。通过有效的监督和管理，可以确保公共卫生安全，降低疾病传播的风险。

再次，公共卫生专业人员需要具备较强的沟通和协调能力。在与政府、企事业单位、社会组织和公众的互动中，他们需要能够有效传达公共卫生知识，推动各方共同参与公共卫生工作，形成合力。

最后，公共卫生专业人员还需关注全球公共卫生问题。随着全球化的发展，疾病传播的途径越来越多样化，跨国界的公共卫生问题日益突出。因此，他们需要了解国际卫生法规和标准，掌握跨国合作的基本技能，以应对全球性的公共卫生挑战。

在实际工作中，公共卫生专业人员还需要掌握卫生宣传教育技能。通过有效的宣传教育，可以提高公众的卫生素养，培养良好的卫生习惯，从而降低疾病传播的风险。此外，公共卫生专业人员还应具备科研能力，不断探索和创新公共卫生领域的理论和实践，为我国公共卫生事业的发展提供智力支持。

（二）沟通与协作能力

在公共卫生的实践中，有效沟通和团队协作的重要性不言而喻。

首先，公共卫生涉及的范围广泛，包括疾病防控、健康促进、环境保护等多个领域，这就需要各个部门之间的紧密合作。各部门之间信息的及时、准确传递，能够确保公共卫生政策的贯彻执行，提高工作效率。

其次，公共卫生问题往往具有突发性、紧急性，如新冠疫情、自然灾害等，这些情况下，快速、有效的沟通能够及时调度资源，应对突发事件。此外，公共卫生问题往往涉及不同的群体，如社区居民、学生、企业员工等，通过有效的沟通，可以提高公众对卫生知识的了解，引导他们形成良好的卫生习惯，从而预防疾病的发生。

再次，团队协作在公共卫生工作中也起着至关重要的作用。公共卫生问题往往需要多学科的知识和技能，如医学、生物学、心理学、社会学等，这就需要各个专业的人员共同合作，形成一个高效的工作团队。通过团队协作，可以实现优势互补，提高工作质量，更好地解决公共卫生问题。

最后，有效沟通和团队协作还能够提升公共卫生的科研能力。通过跨学科的交流与合作，可以促进公共卫生研究的深入进行，推动科研成果的应用转化，为公共卫生实践提供科学依据。

（三）伦理与法律意识

公共卫生伦理学是一门研究公共卫生领域中伦理问题及其应对策略的学科。在公共卫生工作中，伦理原则和法律法规起着至关重要的作用，以确保公共卫生实践的合法性、道德性和有效性。

1.公共卫生伦理原则

（1）尊重个人权利与隐私权

公共卫生工作中，尊重个人权利和隐私权至关重要。这意味着在进行疾病调查、监测和干预时，应尽量避免侵犯个人隐私，确保个人信息的安全。同时，公共卫生工作者需获得患者的知情同意，确保患者了解相关政策和措施。

（2）公平与正义

公共卫生工作应遵循公平和正义原则，确保资源分配合理，服务覆盖全体人群。这意味着要关注弱势群体和贫困地区，消除歧视，确保每个人都能享受到公共卫生服务。

（3）公共利益优先

在公共卫生工作中，公共利益应置于个人利益之上。这意味着有时需要采取措施限制个人行为，以保护整个社会的安全和健康。例如，在疫情防控过程中，可能需要实行封锁、隔离等措施，以遏制病毒传播。

（4）科学性与合理性

公共卫生工作应基于科学依据，确保政策措施具有合理性和有效性。这要求公共卫生工作者不断更新知识、技能，开展实证研究，为政策制定提供依据。

2.公共卫生相关法律法规

（1）《中华人民共和国传染病防治法》

《传染病防治法》是我国关于传染病防控的基本法律，明确了传染病的预防、报告、控制和救治等方面的规定。根据该法，各级政府、卫生部门和医疗机构有义务开展传染病防控工作，公民有义务配合政府和卫生部门的防控措施。

（2）《中华人民共和国食品安全法》

《食品安全法》旨在保障人民群众食品安全，防止食品安全事故的发生。该法规定了食品生产、经营、消费各个环节的标准、要求和监管措施。

（3）《中华人民共和国环境保护法》

《环境保护法》是我国环境保护的基本法律，旨在保护生态环境，防治污染和生态破坏。公共卫生工作与环境保护密切相关，需要遵循环境保护法的规定，确保公共卫生实践对环境的影响降至最低。

（4）《突发公共卫生事件应急条例》

《突发公共卫生事件应急条例》规定了突发公共卫生事件的应对机制和流程，包括事件分级、信息报告、应急响应、救治措施等。这有助于确保公共卫生事件发生时，各部门和公民能够迅速采取有效措施，共同应对。

公共卫生工作中的伦理原则和相关法律法规对于保障公共卫生实践的合法性、道德性和有效性具有重要意义。公共卫生工作者和相关人员应深入了解并遵循这些原则和法规，以促进公共卫生的发展，保障人民群众的健康。

第一章　新医科背景下的公共卫生教育

第一节　新医科概念及其对公共卫生教育的影响

一、新医科概念概述

（一）新医科的定义

随着科技的飞速发展，医学领域正经历着前所未有的变革。新医科作为一种新兴的交叉学科，涵盖了生物、化学、物理、计算机科学、工程等多个领域，致力于为未来医疗健康事业提供创新解决方案。

（二）新医科的概念及内涵

新医科，即新兴交叉学科，是指通过跨学科的整合与创新，以解决医学领域面临的重大科学问题和技术挑战为目的，发展出的一种综合性、前沿性学科。新医科以人为中心，关注生命全周期的健康维护，强调预防、诊断和治疗相结合，推动个性化、精准化和智能化医疗的发展。

（三）新医科的特点

1.高度综合性

新医科将多个学科的理论与方法相互融合，形成一个多维度、多层次的综合性体系，为医学研究和发展提供全面支持。

2.创新性

新医科立足于解决医学实践中的难题，通过跨学科合作，催生出一批具有突破性的新技术、新方法和新理念。

3.实践导向

新医科注重成果的转化与应用，以提高医疗服务质量和水平为核心，致力于为患者提供更加个性化、精准化的诊疗方案。

4.智能化

新医科借助人工智能、大数据等先进技术，实现医疗信息的快速处理和精准分析，推动医疗决策的科学化和智能化。

新医科作为一门跨学科的综合性学科，将为未来医疗健康事业带来无限可能。我国政府高度重视新医科的发展，积极推动相关领域的政策制定和产业布局。在不久的将来，新医科将为人类健康事业作出更大的贡献。

（四）新医科的发展趋势

新医科是现代医学体系中的重要组成部分，它致力于探索和研究新的医学知识和技能，以促进医疗保健的发展和提高患者的健康水平。在现代医学体系中，新医科的发展方向和趋势可以从以下几个方面进行阐述。

1.精准医学

精准医学是新医科发展的一个重要方向，它通过基因组学、蛋白质组学、代谢组学等生物信息学技术，为患者提供个性化、精准化的诊断和治疗方案。精准医学的发展有助于提高医疗效果，降低副作用，提高患者的生活质量。在精准医学领域，研究热点包括基因编辑、免疫治疗、细胞疗法等。

2.转化医学

转化医学是新医科发展的另一个重要方向，它旨在将基础研究成果转化为临床应用，以提高医疗水平和改善患者预后。转化医学涉及多个领域，如药物研发、生物制品、医疗设备等。在转化医学领域，研究热点包括新型抗肿瘤药物、生物制品、纳米技术等。

3.数字医学

数字医学是新医科发展的一个新兴领域，它利用计算机技术、人工智能、虚拟现实等手段，提高医疗服务的效率和质量。数字医学的应用包括电子病历、远程医疗、医疗数据分析等。在数字医学领域，研究热点包括医疗大数据、人工智能、虚拟现实等。

4.再生医学

再生医学是新医科发展的一个重要领域，它研究如何通过干细胞、组织工程等技术，修复和再生受损的组织和器官。再生医学的发展有助于解决器官移植中的供体短缺问题，提高患者的生活质量。在再生医学领域，研究热点包括干细胞疗法、组织工程、生物材料等。

5.预防医学

预防医学是新医科发展的基础领域，它注重预防和控制疾病的发生和发展。预防医学涉及流行病学、卫生学、环境医学等学科，通过疫苗接种、健康教育、疾病筛查等手段，降低疾病的发病率和死亡率。在预防医学领域，研究热点包括新冠病毒疫苗、慢性病预防等。

新医科在现代医学体系中的发展方向和趋势多种多样，各领域的交叉融合为医学发展提供了广阔的空间。

二、新医科对公共卫生教育的重要性

（一）公共卫生在新医科中的地位

随着全球卫生挑战的不断增加，公共卫生教育的重要性也日益凸显。在这个动态变化的环境中，公共卫生虚拟仿真技术正成为未来教育的新趋势，并展现出广阔的应用前景。公共卫生虚拟仿真技术利用虚拟现实、增强现实和模拟等技术，提供身临其境的体验和互动学习环境。它可以模拟复杂的公共卫生场景，如疫情暴发、灾难管理和环境卫生等，让学生在安全的虚拟环境中进行实践和决策。

虚拟仿真技术的应用前景广泛且多样化。首先，它可以提供沉浸式的学习体验，让学生亲身体验公共卫生实践中的挑战和情境。通过与虚拟患者和虚拟团队的互动，学生可以在真实场景中培养应对卫生紧急情况的能力，并提高协作和领导技能。其次，公共卫生虚拟仿真技术还可以促进跨学科合作和全球合作。学生可以通过虚拟平台与来自不同地区和学科背景的同学进行实践和交流，共同探讨公共卫生问题，并提出创新解决方案。这种跨界合作有助于培养学生的全球意识和跨文化沟通能力。

此外，公共卫生虚拟仿真技术还能够提供个性化的学习体验和实时反馈。学生可以根据自己的学习进展和需求，选择适合自己的虚拟场景和难度级别。系统可以通过实时评估和反馈，帮助学生发现和改正错误，提高技能和决策能力。同时，公共卫生虚拟仿真技术还有助于培养学生的创新思维和解决问题的能力。在虚拟仿真的环境中，学生可以尝试不同的策略和方案，锻炼其在现实世界中解决实际公共卫生问题的能力。

在未来，公共卫生虚拟仿真技术将与其他新兴技术相结合，如大数据、人工智能和物联网等，以更好地应对复杂的公共卫生挑战。通过构建更加逼真的虚拟场景，公共卫生虚拟仿真技术将帮助学生更好地理解公共卫生问题的本质，提高其解决实际问题的能力。此外，虚拟仿真技术还可以为继续教育和终身学习提供便利。专业人士和卫生工作者可以通过在线平台，随时随地参加培训和学习，提升自身的公共卫生知识和技能。

公共卫生虚拟仿真技术在新医科教育中具有巨大的潜力和价值。它不仅有助于提高学生的公共卫生素养和实际操作能力，还可以促进跨学科合作、培养创新思维和解决问题的能力。随着技术的不断发展，公共卫生虚拟仿真技术将继续拓展其在教育领域的应用，为应对全球公共卫生挑战输送更多高素质的人才。同时，通过与其他新兴技术的融合，公共卫生虚拟仿真技术将为未来公共卫生事业的发展注入新的活力，为构建更加健康、美好的世界贡献力量。

（二）新医科对公共卫生实践的影响

新医科是指新兴的医学科技和医疗模式，包括人工智能、基因编辑、精准医疗等。随着新医科的不断发展，它对于公共卫生实践的创新和发展起到了积极的推动作用。

1.新医科技术在公共卫生领域的应用

（1）人工智能：人工智能技术在公共卫生领域中的应用前景广阔，如疫情预测、风险评估、病毒溯源等。通过大数据分析、机器学习等技术，可以及时发现疫情趋势，为公共卫生决策提供科学依据。

（2）基因编辑：基因编辑技术可用于研究病原体的传播途径、疫苗研发等。通过对病原体基因进行编辑，可以降低其致病性，从而减轻疫情的影响。

（3）精准医疗：精准医疗技术可根据个体的基因、环境等因素制订个性化预防方案，提高公共卫生服务的针对性和有效性。

2.新医科模式对公共卫生实践的改革

（1）医疗服务体系改革：新医科倡导以患者为中心，强调预防、治疗、康复三位一体的医疗服务体系。这有助于提高公共卫生服务的整体性和连续性，提升群众健康水平。

（2）协同创新：新医科强调多学科交叉融合，推动医学与公共卫生、环境、社会等领域的研究与合作，形成跨学科的公共卫生研究团队，共同应对公共卫生挑战。

（3）健康教育与促进：新医科注重健康教育和健康促进，通过普及健康知识、增强群众健康意识，预防疾病的发生。

3.新医科对公共卫生政策的影响

（1）政策支持：政府对新兴医学技术的研究和应用给予政策扶持，鼓励创新和发展，为公共卫生实践提供技术支持。

（2）投入保障：政府加大公共卫生投入，保障群众基本公共卫生服务需求，提高公共卫生服务的可及性。

（3）优化资源配置：政府根据新医科发展需求，优化公共卫生资源配置，提高公共卫生服务质量和效率。

新医科的发展为公共卫生实践的创新和发展提供了有力支持。通过技术创新、模式改革、政策扶持等途径，新医科有望推动公共卫生实践实现高质量发展，为全民健康事业作出更大贡献。

三、新医科教育模式的变革

（一）教育内容的更新

随着社会的发展和卫生状况的不断变化，公共卫生课程内容需要不断更新和扩展，以满足应对新兴卫生问题和挑战的需求。在新医科教育中，公共卫生课程内容的更新和扩展显得尤为重要。

第一，疫情监测和应对。公共卫生课程需要教授学生如何监测和应对各类疫情，包括传染病、非传染性疾病和自然灾害等。学生需要了解疫情监测的方法、疫情预警系统、应急处置措施等，以便在实际工作中能够有效地应对疫情。

第二，慢性病的预防和控制。随着人们生活方式的改变和老龄化问题的加剧，慢性病已成为我国公共卫生领域的重要挑战。公共卫生课程需要教授学生慢性病的风险因素、预防措施和控制策略，以降低慢性病的发病率和死亡率。

第三，健康教育和促进。公共卫生课程应注重培养学生的健康教育能力和推广健康生活方式的能力。学生需要学习如何制订健康教育计划、运用多种教育手段和媒介进行健康宣传，以及如何引导公众树立正确的健康观念和生活习惯。

第四，环境与公共卫生。环境污染和生态破坏已成为影响公共卫生的重要因素。公共卫生课程应涵盖环境与健康的关系、环境污染对公共卫生的影响、环境保护政策和措施等方面的内容，以提高学生在环境保护和公共卫生领域的综合素质。

第五，卫生政策和管理。公共卫生课程需要培养学生具备卫生政策研究和卫生管理能力。学生需要了解国家卫生政策的发展历程、卫生管理体系的构建和运行、卫生政策的实施与评估等方面的内容，以便在实际工作中能为公共卫生政策的制定和实施提供支持。

第六，跨学科研究与合作。公共卫生问题往往涉及多个学科领域，因此跨学科研究与合作至关重要。公共卫生课程应鼓励学生涉猎多学科知识，培养学生的跨学科思维和协作能力，以促进公共卫生领域的创新和发展。

新医科教育中的公共卫生课程内容应不断更新和扩展，以培养具备全面公共卫生知识和技能的专业人才。通过优化课程设置和实践教学，公共卫生教育将为我国公共卫生事业的发展和人民群众的健康福祉作出更大贡献。

（二）教学方法的创新

新医科教育中采用的互动式、案例分析等教学方法，旨在提高医学教育的实践性和学生的临床思维能力，以及培养具有创新精神和解决实际问题能力的医学人才。这些教学方法的核心在于将理论与实践相结合，通过模拟真实临床情境，激发学生的学习兴趣和主动性，提高教学质量和效果。

1.案例教学法

案例教学法是一种将学生置于特定真实情境中，通过讨论和分析典型案例来培养学生认识问题、分析问题和解决问题的能力。这种方法强调情境性、实践性、问题性和互动性，有助于学生将理论知识应用于实际问题的解决。案例教学法在医学教育中的应用广泛，如临床医学、公共卫生、护理等领域，通过案例分析，学生能够更好地理解疾病的临床表现、诊断和治疗过程。

2.问题导向学习（PBL）

PBL是一种以问题为核心的教学法，它鼓励学生在教师的引导下，通过小组讨论和自主研究来探索和解决问题。这种方法有助于培养学生的批判性思维、团队合作能力和终身学习能力。在新医科教育中，PBL与案例教学法相结合，可以有效地提高学生的临床实践能力和创新思维。

3.情境模拟教学

情境模拟教学通过创建仿真的临床环境，让学生在模拟的情境中进行实践操作，如模拟病人、模拟手术等。这种方法可以增强学生的实践技能，提高其应对紧急情况的能力，并在无风险的环境中进行错误纠正。

4.虚拟仿真实验教学

随着信息技术的发展，虚拟仿真技术在医学教育中的应用越来越广泛。通过虚拟仿真实验，学生可以在计算机模拟的环境中进行各种医学操作，如解剖、手术等，这不仅提高了教学的安全性，也使得学生能够在不受时间和空间限制的情况下进行学习和练习。

5.混合式教学

混合式教学结合了线上和线下的教学资源，通过网络平台提供丰富的学习材料和互动平台，同时在课堂上进行面对面的讨论和实践操作。这种方法能够充分利用现代信息技术的优势，提高教学的灵活性和效率。

6.课程思政融入

在新医科教育中，课程思政的融入也是教学方法的一部分。通过将思想政治教育与专业知识教学相结合，培养学生的社会责任感、职业道德和人文关怀，使医学生成为德才兼备的医学人才。

这些教学方法的实施，不仅提高了医学教育的质量，也为医学生未来的职业生涯打下了坚实的基础，使他们能够更好地适应医学领域的快速发展和变化。

（三）实践教学的强化

新医科教育中对公共卫生实践教学的重视和强化体现在以下几个方面。

1.人才培养新范式的构建

新医科教育强调构建公共卫生人才培养的新范式，这包括加大多层次、多类型的公共卫生人才培养力度，改革创新人才培养模式。这种模式旨在培养具有实践能力和创新精神的公共卫生人才，以适应公共卫生领域的新挑战和需求。

2.实践教学课程的增设

在本科教学专业课程体系中，新医科教育特别强调增设应对新发传染病的相关实践教学课程。这些课程突出实用技能培训，加强针对新发传染病控制的社会实践教学，以及公共政策和管理、应急能力等方面的训练。

3.实践教学基地的拓展

新医科教育推动以社会需求为导向，优化校内实验，同时拓展校外实践基地，形成"内外联动"的公共卫生实践教学模式。这种模式有助于提升学生的实践教学能力，促进人才培养质量的提高，满足社会对应用型人才的需求。

4.师资队伍建设

新医科教育注重打造质量结构双优的师资队伍，特别是在公共卫生领域，强调"双师型"教师队伍的建设。这意味着教师不仅需要具备丰富的理论知识，还要有实践经验，能够更好地指导学生进行实践操作和研究。

5.社会服务能力的提升

新医科教育鼓励提升公共卫生的社会服务能力，通过智库建设、咨询服务等方式，增强公共卫生教育对社会的贡献。这要求公共卫生教育不仅要在学术研究上有所建树，还要在实际应用中发挥作用。

6.国际合作与交流

新医科教育倡导开展国际交流与合作，通过教育科研领域的全方位交流合作，深度参与全球健康事务。这有助于公共卫生教育吸收国际先进的教学理念和实践经验，提升国际视野。

7.政策支持与资源投入

国家层面的政策支持和资源投入为新医科教育中的公共卫生实践教学提供了坚实的基础。例如，2022年1月教育部办公厅等四部门联合推进新医科建设，印发《关于开展高水平卫生学院建设的通知》及相关建设指南，计划建设具有中国特色世界一流水平的公共卫生学院，这将为公共卫生实践教学提供更多的平台和资源。

新医科教育对公共卫生实践教学的重视和强化，旨在培养能够应对公共卫生挑战、具有国际视野和实践能力的高素质人才，以更好地服务于国家公共卫生事业和全球健康事务。

四、新医科对公共卫生人才培养的影响

（一）人才培养目标的调整

新医科背景下，公共卫生人才应具备的能力和素质可以从以下几个方面进行探讨。

1.交叉学科知识与技能

随着医学模式从以疾病为中心向以健康为中心转变，公共卫生人才需要具备跨学科的知识体系，包括但不限于流行病学、生物统计、环境卫生、卫生政策与管理、社会行为科学等。同时，应具备数据分析、信息技术应用等技能，以适应大数据时代的需求。

2.实践与应急能力

公共卫生人才应具备扎实的实践能力，能够在实际工作中有效应对突发公共卫生事件，如传染病防控、健康风险评估、健康政策制定等。这要求他们在临床实践、流行病学调查、疾病监测等方面有丰富的经验。

3. 创新与研究能力

在新医科教育中，鼓励学生进行创新性研究，培养他们的科研思维和能力。公共卫生人才应能够运用科学研究方法，解决公共卫生领域的复杂问题，推动公共卫生领域的知识创新和技术进步。

4. 国际视野与合作能力

全球化背景下，公共卫生问题往往具有跨国性。因此，公共卫生人才需要具备国际视野，能够参与国际合作，了解全球健康政策，参与全球健康事务，为全球公共卫生贡献中国智慧。

5. 领导与管理能力

公共卫生人才应具备良好的领导和管理能力，能够在公共卫生机构中担任关键角色，有效地组织和协调资源，推动公共卫生项目和政策的实施。

6. 沟通与教育能力

公共卫生工作涉及广泛的社会群体，因此，公共卫生人才需要具备良好的沟通能力，能够与不同背景的人有效沟通，同时具备健康教育和健康促进的能力，增强公众的健康意识。

7. 伦理与法律意识

在公共卫生实践中，伦理和法律问题尤为重要。公共卫生人才应具备医学伦理知识，尊重生命，保护个人隐私，同时了解相关法律法规，确保公共卫生工作的合法合规。

8. 终身学习能力

医学和公共卫生领域知识更新迅速，公共卫生人才应具备终身学习的能力，不断更新知识，跟上行业发展的步伐。

新医科背景下的公共卫生人才应是具备多学科知识、实践能力、创新精神、国际视野、领导力、沟通能力、伦理法律意识和终身学习能力的复合型人才，以适应新时代公共卫生领域的挑战和需求。

（二）跨学科能力的培养

新医科背景下，促进公共卫生人才的跨学科学习和能力发展主要体现在以下几个方面。

1.整合教育资源

新医科教育强调整合医学院校与疾病预防控制中心、传染病医院等机构的资源，通过建立公共卫生实训示范基地，强化预防医学本科专业学生的实践能力培养。这种整合有助于学生在实际工作环境中学习和应用跨学科知识。

2.交叉学科课程设置

新医科鼓励设置交叉学科，如"医学+X"模式，促进医工、医理、医文等学科的交叉融合。例如，将中医药课程列入临床医学类专业必修课程，以及在临床医学专业中开设大数据分析、医用机器人技术等医工、医理交叉课程，这些课程有助于培养学生的跨学科思维和实践能力。

3.创新人才培养模式

新医科倡导创新人才培养模式，如"4+4"培养模式，这种模式旨在培养具有扎实自然科学或人文社会科学知识、基础和临床医学知识，具备医学创新意识和创新能力的复合型医学创新人才。

4.国际合作与交流

新医科教育强调国际化视野，通过与国际高水平大学和科研机构的合作，为学生提供海外游学、临床见习/实习、课程项目等机会，这些经历有助于学生了解国际公共卫生实践，培养全球视野。

5.科研创新能力培养

新医科注重科研创新能力的培养，鼓励学生参与科研项目，通过实践导向的学习模拟实训，提升学生的创新实践技能。同时，通过学科、专业协同融合的创新训练活动，培养学生的科研思维和能力。

6.公共卫生与健康一级学科建设

设立公共卫生与健康一级学科，建立创新型公共卫生健康卓越人才培养范式，培养懂技术、善管理、敢创新、识大局、有情怀的交叉复合型公共卫生与健康领军人才。

7.政策支持与激励机制

国家层面的政策支持，如将公共卫生与预防医学相关学科专业纳入"国家关键领域急需高层次人才培养专项招生计划"，增加专项研究生招生计划数量，为公共卫生人才的培养提供了政策保障。

（三）国际视野的拓展

新医科教育通过多种方式帮助公共卫生人才建立国际视野和合作能力。

1.国际合作与交流

新医科教育鼓励医学院校与国际高水平大学和科研机构建立广泛的合作关系。例如，通过与国际医学教育联盟（如"一带一路"国际医学教育联盟 BRIMEA）的合作，医学院校可以共享教育资源，参与国际医学教育研究，以及开展国际医学教育论坛等活动，这些都有助于学生和教师了解国际医学教育的最新动态和趋势。

2.海外游学项目

许多医学院校提供海外游学项目，包括临床见习、实习、课程学习和实验室研究等，让学生有机会在国际环境中学习和实践，从而培养他们的国际视野和跨文化沟通能力。

3.国际认证

新医科教育推动医学教育的国际认证，如世界医学教育联合会（WFME）的认证，这不仅提升了医学教育的国际认可度，也为学生提供了国际标准的教育质量保证，有助于他们在国际医学领域内发展。

4.多学科交叉课程

新医科教育强调多学科交叉，如"医学+X"模式，这种模式鼓励学生学习医学以外的其他学科知识，如公共卫生、生物统计、流行病学等，这些知识对于理解全球健康问题和参与国际公共卫生项目至关重要。

5.全球健康课程

一些医学院校开设全球健康课程，专注于全球卫生政策、传染病防控、生命全周期健康等领域，这些课程旨在培养学生的全球卫生意识和解决全球健康问题的能力。

6.国际公共卫生项目

新医科教育支持学生参与国际公共卫生项目，如世界卫生组织（WHO）的实习项目，这些项目让学生有机会在实际的国际公共卫生环境中工作，提升他们的实践能力和国际合作经验。

7.语言能力培养

新医科教育重视外语教学，特别是英语能力的培养，因为这是国际交流的基础。良好的语言能力有助于学生在国际环境中更好地沟通和合作。

五、新医科对公共卫生政策和研究的影响

新医科背景下，公共卫生研究方法的创新和应用主要体现在以下几个方面。

1.多学科交叉融合

新医科强调医学与工程、理学、文学等多学科的深度交叉融合，推动了公共卫生研究方法的创新。例如，通过计算机科学、数据分析、人工智能等技术的应用，公共卫生研究能够更有效地处理和分析大规模健康数据，提高疾病监测、风险评估和流行病学研究的精确度。

2.大数据和人工智能的应用

在新医科的推动下，公共卫生研究开始利用大数据和人工智能技术进行疾病预测、健康趋势分析和公共卫生政策制定。这些技术的应用使得研究者能够从宏观角度分析公共卫生问题，为政策制定提供科学依据。

3.精准医学和个性化医疗

新医科倡导的精准医学理念促进了公共卫生研究方法的个性化和精

准化。通过基因组学、蛋白质组学等技术，研究者能够更深入地了解疾病的分子机制，为个体化预防和治疗提供科学依据。

4.虚拟现实和仿真技术

在公共卫生教育和培训中，虚拟现实（VR）和仿真技术的应用为学生提供了模拟真实临床环境的学习平台，提高了教学效果和实践能力。同时，这些技术也被用于公共卫生应急演练和危机管理，提高了应对突发公共卫生事件的能力。

5.移动健康（mHealth）和远程医疗

随着移动通信技术的发展，移动健康应用在公共卫生领域得到了广泛应用。这些应用不仅提高了医疗服务的可及性，还为公共卫生研究提供了新的数据来源，有助于研究慢性病管理、健康行为改变等领域。

6.社会网络分析

在公共卫生研究中，社会网络分析方法被用来研究疾病传播模式、社交行为对健康的影响等。这种方法有助于揭示社会结构对公共卫生问题的影响，为制定有效的干预措施提供支持。

7.系统科学方法

新医科背景下，公共卫生研究更加注重系统思维，采用系统科学方法来分析复杂的公共卫生问题。这种方法强调整体性和动态性，有助于理解不同健康因素之间的相互作用和影响。

第二节 新医科教育模式的创新与实践

一、新医科教育模式的背景与理念

（一）新医科教育的兴起背景

新医科教育的兴起背景紧密关联于当前医学教育所面临的多重挑战，

这些挑战要求教育体系进行根本性的变革，以培养能够应对未来医疗环境的医学人才。

首先，医学知识更新速度的加快是医学教育面临的一个主要挑战。随着生物医学研究的深入，新的疾病机制、治疗方法和药物不断被发现和开发，医学知识体系在不断扩展和深化。这要求医学教育能够迅速整合新知识，确保学生能够掌握最新的医学理论和实践技能。

其次，医疗技术的发展，特别是信息技术、人工智能、基因组学等领域的突破，正在重塑医疗实践。这些技术的应用不仅提高了诊断和治疗的精确度，也对医生的技能要求提出了新的要求。医学教育需要培养能够熟练运用这些技术，同时理解其伦理和法律问题的复合型人才。

为了适应这些挑战，新医科教育模式采取了一系列创新措施。

1. 课程体系的动态调整

新医科教育模式强调课程内容的实时更新，通过与行业专家合作，将最新的研究成果和临床实践融入教学中。这种动态课程设计有助于学生及时了解医学领域的最新进展。

2. 实践教学的强化

新医科教育模式注重实践教学，通过临床实习、模拟训练等方式，让学生在模拟或真实的医疗环境中学习和应用知识。这种实践导向的教育有助于学生培养临床思维和操作技能，提高解决实际问题的能力。

3. 跨学科教育的推广

新医科教育模式鼓励跨学科学习，将医学与信息技术、数据分析、伦理学等学科相结合，培养具有全面视野的医学人才。这种教育模式有助于学生理解医学问题的复杂性，并能够在多学科团队中有效协作。

4. 终身学习的支持

新医科教育模式倡导终身学习的理念，通过建立在线学习平台、提供继续教育课程等方式，支持学生在职业生涯中不断学习和成长。这种持续教育体系有助于医学人才适应医疗技术的快速发展和医疗实践的不断变化。

（二）新医科教育的核心理念

新医科教育的核心理念在于培养能够适应未来医疗挑战的医学人才，这些人才不仅要具备扎实的医学专业知识，还要有创新精神、深厚的人文关怀以及持续学习的能力。这些目标的实现需要教育模式的全面革新，以确保医学生能够在多元化和快速变化的医疗环境中成长和发展。

为了培养具有创新能力的医学人才，新医科教育模式鼓励学生参与科研项目，通过研究实践来锻炼他们的批判性思维和解决问题的能力。同时，教育过程中融入创新思维的训练，如设计思维和创业教育，以激发学生的创造力和创新潜能。

在人文关怀方面，新医科教育强调医学人文精神的培养，通过伦理学、医学人文课程以及医患沟通技巧的培训，使学生能够理解并尊重患者的个体差异，提供更加人性化的医疗服务。这种教育方式有助于建立医生与患者之间的信任关系，提升医疗服务的整体质量。

终身学习能力的培养是新医科教育的另一个重点。教育模式通过提供灵活的学习路径、在线资源和持续教育机会，鼓励学生在毕业后继续学习和自我提升。这种持续学习的文化有助于医学人才跟上医学领域的最新发展，确保他们的知识和技能始终处于行业前沿。

新医科教育模式强调跨学科学习，这意味着医学生不仅学习医学知识，还要掌握其他相关领域的知识，如公共卫生、信息技术、管理学等。这种跨学科的教育方式有助于学生形成全面的视角，更好地理解医疗问题的复杂性，并在实际工作中发挥综合解决问题的能力。

实践技能的培养是新医科教育的重要组成部分。通过临床实习、模拟训练和社区服务等实践活动，学生能够在真实或模拟的医疗环境中应用所学知识，提高临床操作技能和应对紧急情况的能力。这种实践导向的教育有助于学生将理论知识转化为实际操作，增强其临床决策和执行能力。

最后，新医科教育模式倡导患者中心的医疗模式，这意味着教育过程中始终将患者的需求和体验放在首位。学生被教导要关注患者的整体福祉，包括身体、心理和社会层面，以及患者的价值观和偏好。这种以患者为中心的教育有助于培养学生的同理心和责任感，使他们成为更加关怀患者的医生。

二、新医科教育模式的创新实践

（一）教育内容与方法的创新

新医科教育模式的创新实践体现在教育内容、教学方法和评价体系的全面革新，旨在提高教育质量，培养适应未来医疗需求的医学人才。

在课程设置方面，新医科教育模式强调课程内容的现代化和实用性。这包括将最新的医学研究成果、临床实践案例以及跨学科知识融入课程中，确保学生能够接触到最前沿的医学信息。同时，课程设计注重培养学生的批判性思维和问题解决能力，鼓励学生参与科研项目，通过实际研究来深化对医学知识的理解。

新医科教育模式还强调综合素质的培养，增设了人文社科、伦理道德等方面的课程，以培养具有人文关怀和职业操守的医学人才。此外，为了适应社会需求，新医科教育模式还注重培养学生的沟通能力和团队协作精神，通过模拟临床场景、小组讨论等形式，让学生在实际操作中锻炼这些能力。

在教学方法方面，新医科教育模式倡导以学生为中心的教学理念，充分利用信息技术手段，如在线教育、虚拟仿真等技术，为学生提供个性化的学习资源和学习路径。教师的角色从传统的传授知识者转变为引导学生自主学习的导师，注重培养学生的自主学习能力和创新精神。

在评价体系方面，新医科教育模式倡导多元化评价，不仅关注学生的学术成绩，还关注其在临床实践、科研能力、综合素质等方面的表现。通过过程性评价和终结性评价相结合的方式，全面评估学生的成长与发展。此外，评价体系还强调学生的自我评价和同伴评价，鼓励学生积极参与评价过程，提高其评价能力。

在师资队伍建设方面，新医科教育模式强调师资队伍的现代化和专业化。一方面，加强教师的继续教育，不断提高其教育教学水平和专业素养；另一方面，引进跨学科的优秀教师，丰富教师队伍的结构，提高教育教学质量。同时，鼓励教师参与临床实践和科研活动，使其不断提高自身业务能力，为学生提供更好的教育教学。

在产学研结合方面，新医科教育模式注重将教育、科研与产业相结合，以促进医学教育的创新发展。学校与企业、医疗机构等紧密合作，共同开展科研项目，为学生提供实践教学基地。此外，鼓励学生参与创新创业项目，培养其创新创业能力，为我国医学事业发展输送高素质人才。

教学方法的创新是新医科教育模式的核心。案例教学法被广泛应用于教学中，通过分析真实的临床案例，学生可以在模拟的医疗环境中学习和应用医学知识，提高临床决策能力。模拟实训则通过高科技模拟设备，如虚拟现实（VR）和增强现实（AR）技术，让学生在无风险的环境中练习手术操作和临床技能，增强其实践能力。此外，远程医疗技术的应用使得学生能够远程参与专家的诊疗过程，拓宽了学习视野，提高了教育的可达性。

评价体系的创新则体现在对学生学习成果的全面评估。传统的考试和书面作业不再是唯一的评价方式，新医科教育模式更加重视学生在实践中的表现，如临床技能、团队合作和患者沟通能力。通过同行评审、患者反馈以及模拟诊疗的评估，教师能够更准确地了解学生的学习进度和实际能力，从而提供个性化的指导和支持。

（二）教育环境与资源的优化

在新医科教育模式下，教育环境与资源的优化是实现高质量医学教育的关键。硬件环境的构建涉及创建现代化的实验室和研究设施，这些设施应配备最新的医疗设备和技术，以支持学生进行实验操作、临床模拟和科学研究。例如，建立具有高度仿真性的模拟实验室，可以让学生在模拟的临床环境中练习诊断和治疗技能，提高他们的临床决策能力和应对紧急情况的能力。此外，实验室应具备足够的空间和设备，以支持团队合作和多学科交叉研究，促进学生在实践中学习团队协作和创新思维。

软件环境的优化则侧重于开发和完善在线学习平台，这些平台应提供丰富的数字化教学资源，如电子教材、互动课程、远程讲座和虚拟实验室等。这样的平台能够支持学生进行自主学习，提供灵活的学习路径，并且允许学生通过远程方式参与国际交流和合作。在线学习平台还应具备数据分析功能，以便教育者能够跟踪学生的学习进度，及时调整教学策略。

整合医疗资源以提供丰富的临床实践机会是新医科教育的另一个重要方面。这要求医学院校与各级医疗机构建立紧密的合作关系，确保学生能够在真实的医疗环境中进行实习和实践。通过与医院、诊所、社区卫生服务中心等合作，学生可以在专业医师的指导下参与日常的诊疗活动，从而获得宝贵的临床经验。这种实践不仅有助于学生将理论知识应用于实际工作中，还能够培养他们的职业道德、沟通技巧和患者关怀能力。此外，整合医疗资源还包括建立临床教学基地，为学生提供多样化的实践场景，如急诊科、重症监护室、手术室等，以全面提高他们的专业技能。

三、新医科教育模式的实施与评估

（一）实施策略与挑战

新医科教育模式的实施策略是确保教育改革成功的关键，这些策略需要全面考虑教育的各个方面，从师资队伍的建设到学生的选拔，再到合作网络的构建。

首先，师资培训是新医科教育模式实施的核心。这要求对现有教师进行持续的专业发展和教学方法的更新，以适应新医科教育的需求。教师需要掌握最新的医学知识和技术，同时具备跨学科教学的能力。为此，可以开展定期的教师培训工作坊、研讨会和国际交流项目，以提升教师的教学技能和科研水平。此外，鼓励教师参与临床实践，以保持其教学内容的时效性和实践性。

学生选拔方面，新医科教育模式应注重选拔具有创新精神、团队合作能力和终身学习意愿的学生。这可能涉及改革招生流程，引入更多基于能力和潜力的评估方法，而不仅仅是依赖传统的考试成绩。同时，应为学生提供多样化的学习路径和个性化的学习支持，以激发他们的学习兴趣和潜能。

合作网络的建设是新医科教育模式实施的另一个重要策略。这包括与医疗机构、科研机构、行业企业以及国际伙伴建立合作关系，共同开发课程、共享资源、进行联合研究。通过这些合作，学生可以获得更多的实践机会，教师可以参与到实际的医疗和科研工作中，从而提高教育的质量和影响力。

在实施新医科教育模式的过程中，可能会遇到一系列挑战。传统观念的转变是一个主要障碍，包括对传统医学教育模式的依赖以及对新教育模式的怀疑。为了克服这一挑战，需要通过教育宣传和示范项目，展示新医科教育模式的优势和成效。资源配置也是一个挑战，特别是在资金、设施和技术方面的投入。这要求政府和教育机构提供足够的支持，确保新医科教育模式能够顺利实施。

此外，实施新医科教育模式还需要建立有效的评估机制，以监测教育改革的进展和效果。这包括定期评估学生的学习成果、教师的教学表现以及合作网络的成效。

（二）效果评估与持续改进

在新医科教育模式的实施过程中，效果评估是确保教育质量持续提升的关键环节。为了全面了解新医科教育模式的实际效果，需要设计一套综合性的评估方法，这些方法应当能够量化和定性地反映教育模式的成效。

首先，学生满意度是评估新医科教育模式效果的重要指标。可以通过问卷调查、访谈和焦点小组讨论等方式，收集学生对课程内容、教学方法、实践机会等方面的反馈。学生满意度的高低直接反映了教育模式是否符合学生的需求和期望，以及是否能够激发学生的学习兴趣和参与度。

其次，毕业生的就业情况也是衡量新医科教育模式成功与否的重要标准。这包括毕业生的就业率、就业领域、职业发展路径以及他们在职场上的表现。通过跟踪毕业生的职业发展，可以评估新医科教育模式在培养适应未来医疗需求的医学人才方面的效果。

在搜集和分析这些评估数据后，教育者和决策者需要深入分析评估结果，识别教育模式中的优势和不足。基于这些分析，可以提出针对性的改进建议，如调整课程设置、优化教学方法、增加实践机会等。这些建议旨在使新医科教育模式更加适应医学领域的发展趋势，确保教育内容的前瞻性和实用性。

持续改进的过程中，还应考虑引入新的教学技术和方法，如在线教育、远程医疗实践等，以适应数字化时代的发展。同时，应关注国际医学教育的最新动态，确保新医科教育模式与国际标准保持一致，提升毕业生的国际竞争力。

通过这种持续的评估和改进，新医科教育模式能够不断适应医学教育的挑战，培养出更多具备创新能力、实践技能和终身学习能力的医学人才，为公共卫生事业作出更大的贡献。

第三节　新医科与公共卫生人才培养的结合点

一、新医科与公共卫生人才培养概述

（一）当前医疗健康领域的挑战

1.全球性疾病的流行与防控

全球性疾病的流行与防控是一个复杂的全球公共卫生问题，涉及跨国界的疾病传播、健康政策制定、资源分配、国际合作等多个方面。在全球化的今天，某种疾病一旦出现，就可能迅速跨越国界，对全球公共卫生安全构成威胁。因此，全球性疾病的流行与防控显得尤为重要。

首先，对于流行病的防控，早发现、早报告、早隔离、早治疗是关键。各国需要建立健全的疾病监测和报告体系，一旦发现疫情，要立即上报，并采取有效的隔离和治疗措施，以遏制疾病的传播。

其次，全球性疾病的防控需要国际的合作。各国应该积极参与全球公共卫生事务，加强与世界卫生组织（WHO）等国际机构的合作，共同应对疾病威胁。此外，国际社会应该为发展中国家提供支持和帮助，包括提供疫苗、药物、医疗设备等资源，以及分享防控经验和知识。

再次，加强科学研究和技术创新也是防控全球性疾病的重要手段。通过科学研究，可以更好地了解疾病的传播途径、病毒变异等，为防控提供科学依据。同时，新技术的应用，如疫苗研发、分子诊断技术等，可以提高防控效率。

最后，公众健康意识的提高也是防控全球性疾病的关键。公众应该了解疾病的传播途径、预防措施等，做好个人防护，减少疾病传播的风险。

全球性疾病的流行与防控是一个全球性的挑战，需要各国政府、国际组织、科研机构、公共卫生部门以及公众的共同努力，共同构建一个健康、安全的世界。

2.人口老龄化与慢性病管理

人口老龄化是一个全球性的现象，随着生育率的下降和人均寿命的延长，世界各国都在经历人口年龄结构的变化。中国作为世界上人口最多的国家，老龄化问题尤为严峻。根据参考信息，山西省已于2022年进入中度老龄化社会，面临着人口老龄化带来的挑战。

（1）人口老龄化的挑战

①社会保障压力增大：随着老年人口的增加，对养老金、医疗保健等社会保障的需求也随之增长，这对社会保障体系构成了巨大的压力。

②劳动力市场变化：老龄化导致劳动力市场的紧缩，劳动力年轻化和素质化要求更加迫切。

③医疗资源分配：老年人往往患有多种慢性病，对医疗资源的需求更高，这对医疗体系的均衡发展提出了挑战。

④养老模式转变：传统的家庭养老模式逐渐转变为社会化养老，需要构建和完善养老服务体系。

（2）慢性病管理

慢性病是指病程长、发展缓慢、很难彻底治愈的疾病，主要包括心血管疾病、糖尿病、呼吸系统疾病、恶性肿瘤等。随着人口老龄化的加剧，慢性病的发病率逐渐上升。

①慢性病预防：加强慢性病的预防工作，通过健康教育、生活方式的干预等手段，减少慢性病的发生。

②慢性病治疗：发展慢性病治疗技术，包括药物治疗、手术治疗、康复治疗等，以提高患者的生活质量。

③慢性病管理模式：创新慢性病管理模式，如建立慢性病健康管理信息系统，实现慢性病的远程监测和健康管理。

④整合医疗服务：推动医疗服务模式的转变，从以医院为中心的治疗模式转变为以患者为中心的全面管理模式，为慢性病患者提供连续的医疗服务。

（3）政策与措施

为应对人口老龄化和慢性病管理的挑战，政府和社会各界需要采取一系列政策和措施：

①完善法律法规：健全老龄工作和慢性病管理的法律法规，保障老年人的权益。

②建立多元养老体系：构建居家养老、社区养老和机构养老相结合的多元养老体系。

③加强医疗保障：提高医疗保障水平，特别是对慢性病的医疗保障，减轻患者的经济负担。

④推广健康生活方式：通过宣传教育，推广健康生活方式，增强公众的健康意识。

⑤加强人才培养：培养养老服务和慢性病管理的专业人才，满足老龄化社会的需求。

⑥促进国际合作：借鉴国际上成功的经验和做法，加强与国际组织在慢性病管理方面的交流合作。

人口老龄化和慢性病管理是长期而艰巨的任务，需要政府、社会和家庭共同努力，形成合力，共同应对老龄化社会的挑战。

3. 医疗资源的优化配置

国家近年来采取了一系列措施来优化医疗资源的配置，提高医疗服务水平，其中包括：

（1）加强医疗资源配置的规划与管理。2024年2月国家卫健委近日对"十四五"大型医用设备配置规划进行了调整，规划期间将新增8台（套）重离子质子放射治疗系统，专门用于社会办医疗机构，以优化医疗资源配置，推动社会办医疗机构的发展。

（2）推进医疗资源下沉与共享。部分地方如广东省南澳县，通过创建紧密型医共体，实现医疗资源（如人员、财务管理、物资调配等）的统一管理与充分流动，提高了基层医疗服务能力。

（3）借助数字化手段优化医疗资源配置。通过大量的医学数据和深度学习，数字医疗可以辅助医生进行精确诊断，提高全国疾病预防、治疗和健康管理能力。

（4）针对特殊人群，如儿童，通过体系创新、技术创新等手段，推进儿童医疗卫生服务高质量发展，优化儿童医疗资源配置。

（5）建立有效的医疗保障制度。通过制度创新，如推进紧密型县域医疗卫生共同体建设，以及多层次的儿童医疗保障体系建设，实现医疗资源的合理使用与优化配置。

这些措施的目的都是在进一步优化医疗资源配置，提升医疗服务能力，缓解医疗资源分布不均等问题，以提供更好的医疗服务，满足人民日益增长的健康需求。

（二）新医科与公共卫生的重要性

1.新医科的定义与目标

新医科是一个相对较新的概念，它通常指的是在传统医学框架之外的创新医学领域，这些领域可能涉及最新的科技发展、新的医疗模式、跨学科的整合等。新医科的目标是通过创新来解决传统医学面临的挑战，提高医疗服务的质量和效率，以及更好地满足患者的需求。

新医科的主要特点和目标包括：

（1）科技创新：利用最新的科技，如人工智能、基因编辑、生物工程、纳米技术等，来改进医疗诊断、治疗和预防方法。

（2）跨学科整合：将医学与其他学科，如工程、计算机科学、心理学等结合起来，以获得更全面的疾病理解和更有效的治疗方案。

（3）患者中心的医疗模式：强调患者的主动参与和个性化医疗，根据患者的特定需求和条件提供定制化的医疗服务。

（4）预防和健康促进：重视疾病的预防，通过健康教育、早期干预等措施，减少疾病的发生和发展。

（5）数字医疗和远程医疗：利用数字技术和互联网，提供远程医疗服务，实现医疗资源的优化配置和高效利用。

（6）全球合作：在全球范围内分享医疗知识和资源，共同应对全球性的健康挑战，如传染病流行、慢性病管理等。

新医科的目标是通过这些创新来提高医疗服务的可及性、质量和效率，以及提升患者的满意度和健康水平。随着科技的不断进步和全球健康问题的变化，新医科将继续发展，以适应不断变化的健康需求和挑战。

2.公共卫生的核心价值与作用

公共卫生是指通过科学方法和公共卫生实践来预防疾病、延长寿命、促进健康和提高生活质量的艺术和科学。其核心价值与作用包括：

（1）公共卫生的核心价值

①预防为主：公共卫生强调通过预防措施来减少疾病的发生和传播，从而减少个人和社会的痛苦和损失。

②整体健康：公共卫生关注整个人口的健康状况，而不仅仅是单个个体或特定群体的健康。

③公平性：公共卫生倡导健康平等，认为每个人都应该有获得健康和卫生服务的机会，无论其社会经济地位、种族、性别、地区等。

④科学依据：公共卫生决策和实践基于科学证据，通过研究和监测来指导公共卫生政策和干预措施。

⑤社会参与：公共卫生认为健康是社会的共同责任，鼓励政府、社会组织、社区和个人参与到健康促进和疾病预防中来。

（2）公共卫生的作用

①疾病防控：公共卫生通过疫苗接种、健康教育、环境卫生等措施，有效预防和控制传染病的传播。

②健康促进：公共卫生致力于改善人们的生活方式，如提倡健康饮食、适量运动、戒烟限酒等，以提高整体健康水平。

③事故与灾害应对：公共卫生系统能够应对突发公共卫生事件，如自然灾害、事故、疫情等，提供紧急救援和防控措施。

④健康监测与评估：公共卫生通过持续的健康监测和评估，了解人群的健康状况，为政策制定和资源分配提供依据。

⑤卫生政策制定：公共卫生为政府提供关于健康问题的科学建议，帮助制定合理的卫生政策和规划。

⑥服务提供：公共卫生还包括提供基本的卫生服务，如清洁饮用水、卫生设施、基本医疗保健等，以满足人们的健康需求。

公共卫生是维护国家和人民健康的重要手段，对于实现健康中国战略目标具有重要意义。通过公共卫生的工作，可以有效提高人民的生活质量，促进社会经济的可持续发展。

二、新医科教育的创新与改革

（一）教育模式的更新

1.整合医学与公共卫生课程

新医科教育的创新与改革是医学教育领域面临的重要课题。在教育模式的更新方面，整合医学与公共卫生课程是一个关键的举措。

整合医学与公共卫生课程的目的在于培养具有全面医学知识和公共卫生意识的医生，使他们能够在多元化的医疗环境中有效地工作。这种整合可以通过以下几个方面来实现：

（1）跨学科教学内容：在课程设置中，将医学专业课程与公共卫生课程相结合，如在医学课程中引入流行病学、生物统计学、卫生政策与管理等公共卫生核心课程。

（2）实践与理论相结合：通过案例分析、现场实习、公共卫生实践项目等方式，将理论知识与实际操作相结合，提高学生的实际工作能力。

（3）团队协作与沟通技巧：在教学过程中，强调团队合作和沟通能力的培养，让学生学会如何与医生、护士、公共卫生专家和其他医疗保健工作者有效协作。

（4）终身学习与自我更新：鼓励学生培养终身学习的习惯，以适应医学和公共卫生领域的不断变化和发展。

（5）全球健康视野：在课程中加入全球健康的内容，让学生了解全球健康问题和国际卫生策略，培养他们的全球健康视野。

通过整合医学与公共卫生课程，新医科教育旨在培养出既具有扎实医学知识，又具备公共卫生意识的复合型人才，以更好地应对当今复杂的健康挑战。

2.实践教学与案例分析

在新医科教育的创新与改革中，实践教学与案例分析是提升医学教育质量的关键环节。

实践教学与案例分析的目的在于培养学生的实际操作能力和临床决策能力，使他们能够将理论知识应用到实际医疗工作中。这种教学方法可以通过以下几个方面来实现：

（1）强化实验与临床实习：增加实验课程和临床实习的时间和质量，让学生在实际操作中掌握医学知识和技能。

（2）模拟教学与模拟手术：利用模拟技术，如模拟病人、虚拟现实等，进行临床技能和手术操作的训练，提高学生的实践能力。

（3）案例教学法：通过分析真实或虚构的医学案例，让学生学会如何运用所学知识解决实际问题，培养他们的临床思维和决策能力。

（4）跨学科综合训练：鼓励学生参与多学科团队，进行跨学科的综合训练，提高他们的团队合作和沟通能力。

（5）社区服务与公共卫生实践：鼓励学生参与社区服务和其他公共卫生实践，让他们了解公共卫生问题，提高他们的公共卫生实践能力。

通过实践教学与案例分析，新医科教育旨在培养出具有实际操作能力和临床决策能力的医学人才，以更好地服务于患者和社会。

3.跨学科合作与团队协作能力的培养

在新医科教育的创新与改革中，跨学科合作与团队协作能力的培养是至关重要的。随着医疗行业的不断发展，医生需要与来自不同背景的专业人士合作，如护士、药剂师、公共卫生专家、研究人员等。因此，教育模式需要更新，以培养学生的跨学科合作和团队协作能力。

跨学科合作与团队协作能力的培养可以通过以下几个方面来实现：

（1）多学科课程设计：设计多学科课程，让学生有机会与不同专业的学生一起学习，共同解决问题。

（2）团队项目与合作研究：鼓励学生参与团队项目和研究，让他们在实际工作中学会与他人合作，分享知识和经验。

（3）跨学科实习机会：提供跨学科的实习机会，让学生在实际工作环境中体验跨学科合作的意义和挑战。

（4）沟通技巧与团队建设活动：在课程中加入沟通技巧和团队建设活动，帮助学生学会有效沟通和团队合作。

（5）模拟演练与角色扮演：通过模拟演练和角色扮演，让学生在安全的环境中练习团队合作和解决问题的能力。

通过跨学科合作与团队协作能力的培养，新医科教育旨在培养出能够适应现代医疗环境，具备跨学科合作和团队协作能力的医学人才，以更好地应对复杂的医疗挑战。

（二）技术与研究的融合

1.生物信息学与大数据在医学教育中的应用

在新医科教育的创新与改革中，技术与研究的融合是一个重要趋势。生物信息学与大数据在医学教育中的应用是这一趋势的典型代表。

生物信息学是一门跨学科领域，它结合了生物学、计算机科学、信息工程、数学和统计学，以分析和解释生物数据，如基因组学、蛋白质组学和代谢组学数据。大数据则是指海量的数据集，它们在规模、速度或格式上超出传统数据处理软件的能力范围。在医学教育中，生物信息学与大数据的应用主要体现在以下几个方面：

（1）教学内容的更新：随着生物信息学和大数据技术的发展，医学教育课程需要更新，以包含这些新技术的基础知识和应用。学生需要学习如何收集、处理和分析大量的生物医学数据。

（2）实践技能的培养：通过实验室实践、项目工作和实习机会，学生可以获得实际操作生物信息学和大数据分析工具的技能。

（3）研究方法的改进：生物信息学与大数据分析技术可以帮助研究人员更好地理解复杂的生物医学数据，从而推动医学研究的发展。学生可以通过参与研究项目，学习如何使用这些技术来解决实际问题。

（4）个性化医学教育：通过对学生学习数据的分析，可以个性化地调整教学方法和内容，以更好地满足学生的学习需求。

（5）远程教育和在线学习：大数据和互联网技术支持远程教育和在线学习，学生可以通过在线平台访问教育资源和进行远程实践，这尤其适合偏远地区的学生。

（6）模拟和虚拟现实：生物信息学技术可以用于创建模拟环境和虚拟现实场景，帮助学生更好地理解复杂的医学概念和手术技巧。

通过将生物信息学与大数据融入医学教育，新医科教育不仅能够提高教学质量和研究效率，还能够培养出能够适应未来医疗科技发展需求的医学人才。

2.人工智能（AI）与机器学习（ML）在疾病预防与治疗中的角色

在新医科教育的创新与改革中，技术与研究的融合是推动医学教育发展的重要力量。人工智能与机器学习在疾病预防与治疗中的角色日益凸显，它们的应用正在改变医学教育的格局。

人工智能与机器学习在疾病预防与治疗中的角色主要体现在以下几个方面：

（1）医学诊断辅助：AI和ML算法可以分析医学影像、实验室测试结果和其他医疗数据，帮助医生更快速、准确地进行诊断。在医学教育中，学生可以通过实际操作这些工具来学习如何利用它们进行辅助诊断。

（2）个性化医疗：基于患者的遗传信息、生活方式和病史，AI可以预测疾病风险并制定个性化的治疗方案。医学教育需要培养学生的数据分析能力，使他们能够设计个性化的预防和管理计划。

（3）药物发现和开发：AI和ML技术可以加速新药的发现过程，通过分析大量的化合物数据来预测药物的效果和副作用。学生可以通过参与相关项目，学习如何使用这些技术来加速医学研究。

（4）临床决策支持：AI系统可以提供基于证据的临床决策支持，帮助医生选择最合适的治疗方案。医学教育应该教授学生如何结合AI提供的信息来进行临床决策。

（5）虚拟健康助手：AI驱动的虚拟助手可以提供患者教育、监测健康状况和提醒服药等远程医疗服务。学生可以通过学习如何设计和管理这些系统，来掌握相关的技能。

（6）教育资源的优化：AI和ML可以帮助教育机构对医学教育资源进行深入分析及个性化配置，提高教学效率。例如，通过分析学生的学习进度和表现，AI可以提供定制化的学习建议和资源。

在医学教育中，人工智能与机器学习的融合不仅能够提高医疗服务的质量和效率，还能够培养学生的数据驱动思维和创新能力，使他们为未来的医疗挑战做好准备。因此，新医科教育需要不断更新课程内容，整合这些技术融入教学和实践活动中。

3.创新药物研发与临床试验

在新医科教育的创新与改革中，将技术与研究的融合应用于创新药物研发与临床试验是培养未来医学人才的关键环节。

创新药物研发与临床试验的融合主要体现在以下几个方面：

（1）转化医学：转化医学是一个将基础研究成果快速应用到临床实践的领域。医学教育应该鼓励学生参与转化医学的研究，了解如何将实验室发现的新技术和药物应用于实际治疗。

（2）临床试验设计：在药物治疗中，临床试验是验证新药安全性和有效性的关键步骤。学生应该学习如何设计、实施和分析临床试验，以确保研究结果的可靠性和有效性。

（3）药物流行病学：药物流行病学是研究药物在人群中使用的影响和效果的学科。通过学习药物流行病学，学生可以了解药物在广泛使用中的效果和潜在风险。

（4）生物统计学：在药物研发和临床试验中，生物统计学是分析数据和做出科学结论的基础。学生应该掌握生物统计学的知识，以便能够理解和解释研究结果。

（5）药物监管科学：药物监管科学是研究药物监管政策的学科。学生应该了解药物监管的基本原则和政策，以便在未来的职业生涯中能够遵守相关法规。

（6）跨学科合作：创新药物研发通常需要多学科团队的协作，包括医生、研究人员、药师、生物统计学家等。医学教育应该培养学生的跨学科合作能力，以便在未来的工作中能够有效地与其他专业人士合作。

通过将这些内容融入医学教育，可以培养出既具有坚实的医学知识，又具有研究和创新能力的学生，使他们为未来的医疗挑战做好准备。

三、公共卫生体系的强化

（一）预防医学的普及

1.健康教育与健康促进

在公共卫生体系的强化中，预防医学的普及是一个重要方面。健康教育与健康促进是预防医学的核心组成部分，它们对于提升公众健康意识、促进健康行为改变以及预防疾病至关重要。

健康教育与健康促进的普及可以通过以下几个方面来实现：

（1）课程设置与教育培训：在医学教育中，应该包含健康教育的课程，教授学生如何进行健康教育规划和实施。同时，应该提供专业的健康促进培训，让学生掌握如何设计和执行健康促进项目。

（2）社区参与和服务学习：鼓励学生参与社区健康项目，通过服务学习的方式，将健康教育知识应用到实际中去，同时提高自己的实践能力。

（3）健康信息传播：利用现代通信技术，如互联网、社交媒体等，广泛传播健康信息和知识，提高公众的健康素养。

（4）政策制定与实施：参与或协助政府制定与健康相关的政策，如营养政策、运动政策等，并参与政策的实施和评估。

（5）慢性疾病管理：随着慢性疾病发病率的上升，健康教育和健康促进应该重点关注慢性疾病的预防和管理，如糖尿病、心血管疾病等。

（6）心理健康教育：心理健康也是公共卫生的重要组成部分。应该提供心理健康教育，帮助公众了解心理健康的重要性，掌握基本的心理健康维护技能。

通过强化健康教育与健康促进，公共卫生体系能够更好地实现其目标，即通过预防措施减少疾病的发生，提高生活质量，从而构建一个更加健康和可持续的社会。

2.疫苗接种与疾病预防策略

在公共卫生体系的强化中，预防医学的普及是一个关键环节。疫苗接种与疾病预防策略是预防医学的核心内容，对于保护公众健康、控制传染病暴发和降低慢性病发病率具有重要意义。

疫苗接种与疾病预防策略的普及可以通过以下几个方面来实现：

（1）疫苗接种教育：在医学教育和公共卫生宣传中，应该加强疫苗接种的重要性的教育，让公众了解疫苗的作用、安全性以及接种的时机和程序。

（2）免疫规划：国家和地方卫生部门应制定和执行全面的免疫规划，确保人群能够获得必要的疫苗接种，特别是在儿童、老年人和高风险群体中。

（3）传染病监测与响应：建立有效的传染病监测系统，及时发现和响应疫情，采取必要的预防和控制措施，包括疫苗接种。

（4）慢性病疫苗接种：除了传染病疫苗，还应该推广针对慢性病的疫苗，如用于预防宫颈癌的人乳头状瘤病毒（HPV）疫苗，以及未来可能出现的其他慢性病疫苗。

（5）疫苗可及性：确保疫苗的供应和可及性，通过建立疫苗供应链管理和配送系统，确保疫苗能够覆盖到所有需要的人群。

（6）政策支持与立法：政府应提供政策支持和立法保障，鼓励疫苗接种的实施，如制定强制性疫苗接种政策、提供疫苗接种补贴等。

（7）公共卫生宣传：通过媒体和公共宣传活动，提高公众对疫苗接种和疾病预防策略的认识和接受度。

3.环境健康与职业健康

在公共卫生体系的强化中，环境健康与职业健康是两个重要的领域，它们对公众的健康和福祉有着直接的影响。

环境健康与职业健康的普及可以通过以下几个方面来实现：

（1）环境健康教育：在医学教育和公共卫生宣传中，应该加强环境健康的教育，让公众了解环境因素如何影响健康，以及个人和社区如何采取措施减少环境污染和健康风险。

（2）环境健康监测：建立有效的环境健康监测系统，定期评估环境污染水平，及时发现和响应环境健康问题。

（3）职业健康保护：制定和执行职业健康法规，保护工人免受工作环境中的有害因素影响，如化学物质、噪声、振动和不良姿势等。

（4）职业健康教育与培训：为工人和企业提供职业健康教育和培训，让他们了解工作场所的健康风险以及如何采取预防措施。

（5）健康城市和绿色空间：推广健康城市和绿色空间的理念，通过城市规划和设计，创造有利于居民健康的环境，如提供充足的绿地、安全的步行和骑行路径等。

（6）气候变化与健康：教育和公众宣传气候变化对健康的影响，以及个人和社区如何适应和减缓这些影响。

（7）政策和法规：政府应制定和实施相关的健康政策和法规，以确保环境质量和职业健康安全。

（8）跨学科合作：环境健康和职业健康问题通常涉及多个学科，如医学、工程学、法学、教育学等。跨学科合作有助于更全面地理解和解决这些问题。

（二）应急响应与危机管理

1.传染病防控体系的建立

在公共卫生体系的强化中，建立一个有效的传染病防控体系是确保快速、有效地应对传染病暴发的关键。

（1）监测和预警系统：建立一个全面的传染病监测系统，包括疾病报告、实验室检测和数据分析，以实时监控传染病的流行趋势。

（2）病原体研究：加强对病原体的基础研究，包括其传播途径、病原学特性和致病机制，以便更好地理解并应对潜在的公共卫生威胁。

（3）疫苗和药物研发：投资疫苗和抗病毒药物的研发，以快速响应新出现的传染病威胁。这包括建立疫苗生产和分销网络，以确保疫苗的及时供应。

（4）公共卫生实验室网络：建立一个强大的公共卫生实验室网络，以便快速进行病原体检测和确认，确保实验室检测结果的准确性和可靠性。

（5）公共卫生基础设施：加强公共卫生基础设施，包括人员培训、设备供应和设施建设，以提高应对传染病暴发的能力。

（6）公共卫生宣传和沟通：提高公众对传染病防控知识的认识，通过有效的宣传和沟通策略，确保公众能够获取准确、及时的健康信息。

（7）国际合作：与其他国家和国际组织合作，分享信息和资源，共同应对跨国界的传染病威胁。

（8）应急响应计划：制订和实施应急响应计划，包括大规模疫苗接种、隔离措施、病例追踪和流行病学调查，以确保在传染病暴发时能够迅速采取行动。

（9）演练和模拟：定期进行传染病暴发的模拟演练，以提高公共卫生机构和人员的应急响应能力和协调性。

通过建立这样一个全面的传染病防控体系，公共卫生体系将能够更好地准备和应对传染病的威胁，保护全球公共卫生安全。

2.灾害医学与紧急医疗救援

在公共卫生体系的强化中，应急响应与危机管理是确保在自然灾害、事故或健康危机中保护和支持民众的关键。灾害医学与紧急医疗救援是这一过程中的重要组成部分。

灾害医学与紧急医疗救援的强化措施包括：

（1）灾害风险评估：开展灾害风险评估，识别和评估可能导致大规模伤害或健康危机的自然灾害或人为事故，并制定相应的预防措施。

（2）应急预案：制定详细的应急预案，包括灾害发生时的通信系统、医疗资源调配、人员疏散、伤员分类和治疗等关键步骤。

（3）医疗资源准备：确保有足够的医疗资源，如救护车、医疗设备、药品和个人防护装备，以应对突发事件。

（4）培训和演练：对医疗人员进行灾害医学和紧急医疗救援的培训，定期进行模拟演练，以提高应急响应的效率和效果。

（5）公众教育和培训：教育公众如何准备和应对灾害，包括基本的急救技能、物资储备和心理应对策略。

（6）跨部门合作：建立跨部门的合作机制，包括医疗、消防、警察、交通和民政等部门的协调合作。

（7）国际援助与合作：在跨国灾害响应中，与其他国家和国际组织建立援助和合作的机制，以便在需要时提供国际援助。

（8）心理支持和恢复：在灾害发生后，提供心理支持和恢复服务，帮助受灾人群和救援人员处理创伤后应激障碍和其他心理问题。

（9）事后评估和总结：在灾害发生后，进行事后评估，总结应急响应的经验教训，不断改进应急预案和响应措施。

3.国际卫生合作与交流

国际卫生合作与交流在公共卫生体系的强化中扮演着至关重要的角色。在全球化的今天，传染病和其他公共卫生问题往往跨越国界，因此需要国际的合作来有效地预防和应对这些挑战。

国际卫生合作与交流的强化措施包括：

（1）世界卫生组织（WHO）的角色：强化WHO的作用，作为全球卫生事务的领导者和协调机构，推动国际卫生合作和交流。

（2）国际卫生法规：发展和实施国际卫生法规，如《国际卫生条例》（IHR），以确保各国能够有效地预防、检测和应对跨国界的卫生威胁。

（3）卫生信息共享：建立和维护全球卫生信息共享平台，以便各国能够及时交换卫生数据和信息，从而更好地预防和应对疾病暴发。

（4）联合研究和开发：鼓励跨国界的卫生研究和开发合作，共同应对传染病、疫苗和治疗方法的挑战。

（5）技术和知识转移：发达国家应该与发展中国家分享先进的卫生技术和知识，帮助提高发展中国家的卫生能力和水平。

（6）卫生人力资源开发：通过培训和教育资源的国际合作，提高全球卫生人力资源的素质和能力。

（7）紧急情况下的国际援助：在公共卫生紧急情况下，建立快速反应的国际援助机制，确保资源和服务能够迅速到达需要的地方。

（8）全球卫生安全议程：推动全球卫生安全议程，将卫生安全纳入国际政治和经济议程，确保全球卫生的重要性得到广泛认可。

（9）多边和非多边合作：通过多边组织和非政府组织，如红十字会、联合国儿童基金会（UNICEF）等，加强国际卫生合作和交流。

四、人才培养的实践路径

（一）实习与实践基地建设

1.医院与公共卫生机构的合作

医院与公共卫生机构的合作是实现医疗资源优化配置、提升公共卫生服务水平、加强疾病预防和控制的重要途径。这种合作模式有助于构建更加完善的医疗卫生服务体系，提高医疗服务的效率和质量，同时也能够更好地应对公共卫生事件，如传染病的防控。

（1）阳江市医防融合模式

阳江市通过整合医疗资源，成立了全国首家地级市公共卫生医院，负责全市感染性、精神、慢性等疾病的医疗、预防、康复管理等业务。

该市还组建了感染性疾病、肝病专科联盟，通过技术帮扶、院际会诊、传染病筛查等方式，建立了分级诊疗与双向转诊机制。

（2）浏阳市医改实践

浏阳市通过医联体建设，实现了优质医疗资源下沉乡镇卫生院，提高了基层医疗服务能力。

该市的北盛镇中心卫生院在浏阳市中医医院的对口帮扶下，成功实施了断指再植等三级手术，提升了基层医疗服务水平。

（3）三明市医防融合改革

三明市通过组建总医院（医联体）和改革疾控体系，推动了公共卫生机构与总医院的协同融合，构建了区域健康管护组织。

在新冠疫情期间，三明市的医防融合服务模式在病例报告、人员培训、现场流行病学调查等方面实现了无缝衔接，有效控制了疫情的传播。

（4）《医疗联合体管理办法（试行）》

2020 年 7 月，国家卫生健康委与国家中医药管理局联合印发的《医疗联合体管理办法（试行）》鼓励社会办医疗机构参与医联体，推动了医疗资源的共享和下沉。

该办法强调了医联体在疫情防控中的作用，鼓励建立专科联盟和远程医疗协作网，提升重大疫情防控救治能力。

这些案例展示了医院与公共卫生机构合作的多种模式，包括资源整合、技术帮扶、信息共享、人才培养、政策支持等。

2. 社区健康服务与实践

社区健康服务与实践是指在社区层面提供的以预防、治疗和康复为主要内容的服务，其目的是提高社区居民的健康水平，改善生活质量。社区健康服务通常由医疗卫生机构、社会组织和志愿者提供，服务内容涵盖了健康教育、疾病预防、健康检查、慢性病管理、康复训练等多个方面。

社区健康服务的实践通常包括以下几个方面：

（1）健康教育：通过举办健康讲座、宣传活动等形式，增强居民的健康意识和自我保健能力。

（2）疾病预防：开展疫苗接种、慢性病筛查等预防性医疗服务，以及高血压、糖尿病等慢性病的管理。

（3）健康检查：提供定期的健康体检服务，以及针对特定人群的专项检查，如妇女乳腺癌、宫颈癌的筛查。

（4）慢性病管理：为慢性病患者提供规范化管理，包括定期随访、用药指导、健康咨询等。

（5）康复训练：为需要康复的患者提供康复治疗和训练，包括物理治疗、职业治疗等。

（6）紧急救援：建立和完善紧急医疗救援体系，提供急性病和突发事件的紧急医疗救治。

（7）双向转诊：与上级医院建立便捷的双向转诊机制，确保患者在需要时能够及时得到高级别的医疗服务。

（8）心理健康服务：提供心理健康咨询、心理治疗等服务，针对阿尔茨海默病、抑郁、焦虑等心理问题进行干预。

（9）环境改善：通过改善社区环境，如绿化、环境卫生、安全设施等，创造有利于居民健康的居住环境。

（10）政策支持：制定和实施有利于社区健康服务发展的政策，提供必要的资金和资源支持。

3.国际交流与志愿服务

公共卫生领域的国际交流与志愿服务是全球卫生治理的重要组成部分，对于提升全球卫生水平、应对公共卫生挑战、促进健康公平具有重要意义。

（1）中国与世界卫生组织（WHO）的合作

中国政府高度重视并积极参与全球卫生合作，与WHO等国际组织保持着良好和务实的合作关系。例如，2016年11月，中国与WHO共同成功举办了第九届全球健康促进大会，通过相关宣言和共识，为全球健康促进领域留下了中国印记。

在新冠疫情期间，中国与WHO及有关国家和地区保持密切沟通，共享新冠病毒基因序列等信息，并公布诊疗方案和防控方案，支持全球疫苗接种战略。

（2）医疗援外工作

中国医疗队在国际公共卫生领域发挥了重要作用。近60年来，中国向全球73个国家和地区累计派出约2.8万人次医疗队员，诊治患者达2.9亿人次，挽救了大量生命。在西非埃博拉疫情期间，中国派出临床和公共卫生专家1200多人次，全力援助疫区国家。

（3）卫生健康志愿服务

中国国家卫生健康委推动卫生健康志愿服务深入发展，通过党建引领和青年优势，建立了长效机制。例如，全国卫生健康行业青年志愿服务联盟成立，推动了志愿服务项目的培育和实施。

在疫情防控中，卫生健康领域的志愿者和志愿服务组织在应急救援、心理援助、健康促进、社区服务等领域贡献力量，提供专业支持和队伍保障。

（4）国际交流与合作

中国的公共卫生学院和志愿者团队参与了多种形式的国际交流与合作，如在"国际志愿者日"期间，公共卫生学院组织了多种形式的志愿服务活动，包括疫情防控、爱心助学、防治艾滋病、预防结核病等。

在中国东盟公共卫生合作交流会中，志愿者团队提供了全程服务，展现了中国青年学生的良好风貌，促进了国际的公共卫生合作。

这些实践表明，通过国际交流与志愿服务，中国不仅在提升本国公共卫生水平方面取得了显著成效，也为全球公共卫生事业作出了积极贡献，体现了构建人类卫生健康共同体的理念。未来，中国将继续与国际社会加强合作，共同维护人类健康福祉和全球公共卫生安全。

（二）终身学习与职业发展

1.继续教育与专业培训

继续教育与专业培训在我国得到了广泛的重视和推广。随着社会经济的快速发展，各行各业对人才的需求越来越高，继续教育和专业培训成为提升个人能力和拓宽职业发展空间的必要手段。

（1）继续教育的意义

①提升个人综合素质：继续教育为人们提供了不断学习、充实自己的机会，有助于提高个人专业技能、拓宽知识面、培养创新思维，从而提升个人综合素质。

②适应职场需求：随着科技的飞速发展，职场竞争日益激烈。通过继续教育，人们可以及时了解行业动态，掌握先进技术，增强自己在职场中的竞争力。

③促进社会进步：继续教育有助于提高全民素质，从而促进经济社会发展、提高国家竞争力。

（2）专业培训的途径

①培训机构：市场上有很多专业培训机构，如IT培训、外语培训、职业技能培训等，为学员提供丰富的课程选择。

②网络课程：互联网上有很多免费或收费的网络课程，涵盖各类专业领域，方便学员随时随地学习。

③高校继续教育：许多高校设有继续教育学院，提供本科、研究生等不同层次的教育课程，满足在职人员的学习需求。

④企业内部培训：企业为提升员工素质，会定期举办内部培训课程，分享专业知识和经验。

（3）我国相关政策

①政策支持：政府鼓励和支持继续教育事业，出台了一系列政策措施，如税收优惠、助学金等。

②职业资格认证：我国建立了完善的职业资格认证体系，鼓励从业人员参加认证考试，提升自身能力。

③企业培训政策：政府鼓励企业开展员工培训，对企业内部培训和外部培训给予一定支持。

④继续教育与就业挂钩：政府将继续教育成果与就业、晋升等挂钩，提高人们对继续教育的积极性。

继续教育与专业培训在我国具有重要地位。通过政府、企业、个人共同努力，推动继续教育事业的发展，有利于提高全民素质，促进社会进步。

2.职业规划与技能提升

公共卫生人才是指在公共卫生领域工作的专业人员，他们负责预防疾病、促进健康和提高生活质量。公共卫生人才的职业规划和技能提升对于个人发展以及公共卫生事业的成功至关重要。

（1）职业规划

①明确职业目标：确定在公共卫生领域的兴趣点，比如流行病学、卫生政策、环境健康等。根据兴趣和职业目标，设定短期和长期的目标。

②获取学历和资格：考虑获得相关的学位或专业资格证书，如公共卫生硕士（MPH）或注册公共卫生师（RPH）资格。参加专业培训和研讨会，以保持和提升专业技能。

③实践经验：在公共卫生领域积累实践经验，可以通过实习、志愿服务或全职工作来实现。参与跨学科项目和团队合作，以提高解决复杂公共卫生问题的能力。

④网络建设：加入专业组织，如公共卫生学会或协会，以建立行业联系和了解最新的行业动态。参加行业会议和活动，与同行建立联系。

⑤持续学习：随着公共卫生领域的不断发展，持续学习新的理论、方法和技能。定期阅读专业文献，关注公共卫生领域的最新研究成果。

（2）技能提升

①数据分析能力：学习使用统计软件和数据管理工具，如SPSS、R语言、Python等。提高数据分析、解释和报告的能力。

②项目管理和领导力：学习项目管理的基本原则和实践，如时间管理、团队协作、预算管理等。培养领导力和决策能力，以便在公共卫生项目中担任领导角色。

③沟通和协调技巧：提高书面和口头沟通技巧，以便向不同背景的人群传达公共卫生信息。学习如何在多学科团队中协调沟通，以及如何与政府、非政府组织和其他利益相关者合作。

④创新和解决问题能力：培养创新思维，寻找解决公共卫生挑战的新方法。学习解决问题的策略和批判性思维技巧。

⑤伦理和法律知识：了解公共卫生实践中的伦理原则和法律法规，特别是在涉及个人隐私和群体权益时。通过明确的职业规划和持续的技能提升，公共卫生人才可以更好地准备自己，以应对不断变化的公共卫

生挑战，并为社会和公众的健康作出更大的贡献。

3.跨领域职业发展机会

公共卫生人才通常具备广泛的技能和知识，这为他们在多个领域的职业发展提供了机会。

（1）政府机构

在政府部门工作，参与制定和执行公共卫生政策、法规。

担任卫生官员或政策顾问，为政府提供公共卫生相关的专业建议。

（2）非政府组织（NGO）和国际组织

在国际卫生组织或非政府组织中工作，参与全球或国内的公共卫生项目。

参与疾病控制、卫生宣传、灾害响应等人道主义工作。

（3）医疗保健提供者

在医院、诊所或其他医疗保健机构中担任管理或临床职位。

参与慢性病管理、健康促进、患者教育等临床支持工作。

（4）研究和学术机构

在大学或研究机构中担任研究助理、研究员或教授。

参与流行病学研究、卫生经济学评估、公共卫生干预措施的开发和评估。

（5）私营部门

在制药公司、卫生产品制造商或健康保险公司担任健康政策、市场研究或产品开发职位。

参与健康信息技术、生物统计、医疗设备研发等领域的工作。

（6）咨询和法律服务

提供公共卫生咨询服务，帮助企业和个人应对健康相关的挑战。

在律师事务所工作，专注于卫生法、医疗事故、知识产权等法律问题。

（7）媒体和通信

在出版社、电视台、广播电台或互联网平台担任健康传播专家。

设计和开展公共卫生宣传活动，提高公众对健康问题的认识。

（8）教育和培训

在教育机构中担任公共卫生教育者，培养下一代公共卫生专业人才。

开发和实施公共卫生培训项目，提高卫生从业人员的专业技能。

（9）社区和民间组织

在社区中心、慈善机构或民间组织中工作，推动社区健康项目。

参与社区健康评估、居民健康教育和管理社区健康服务。

（10）数据分析和信息技术

在数据分析公司或信息技术企业中工作，开发和应用公共卫生相关的数据分析工具。

参与健康信息管理系统的设计、实施和维护。

公共卫生人才在跨领域发展时，可以利用他们在流行病学、统计学、环境科学、健康政策、社会学等方面的专业知识，以及他们在项目管理和沟通技巧方面的能力。通过不断学习和适应不同的工作环境，公共卫生人才可以扩展他们在多个领域的职业选择，并为促进全球健康作出更大的贡献。

第二章 "三全育人"理念在公共卫生教育中的应用

第一节 "三全育人"理念概述

"三全育人"理念,即全员育人、全程育人、全方位育人,这一理念是中共中央、国务院在2017年2月印发的《关于加强和改进新形势下高校思想政治工作的意见》中提出的。这一理念旨在将思想政治工作贯穿教育教学全过程,实现对学生全面、系统的培养。

一、全员育人

全员育人强调全体教职员工都要参与到学生的教育培养中来,不仅局限于专业教师,还包括辅导员、班主任、学业导师、行政管理人员等。全体教职员工都应发挥自己的专长和优势,为学生提供全面的教育教学服务,共同促进学生的全面发展。

全员育人模式在我国教育体系中具有重要地位,它要求各级各类学校全体教职员工齐心协力,共同为学生的成长成才创造良好条件。在这一模式下,专业教师、辅导员、班主任、学业导师以及行政管理人员等都要各司其职,发挥自身优势,为学生提供全方位、多层次的教育教学服务。

第一，专业教师作为教育教学的主力军，要深入研究学科知识，不断提升自身教育教学水平，以引导学生掌握专业技能、培养创新精神为己任。在教学过程中，专业教师要关注学生的个体差异，因材施教，激发学生的学习兴趣和动力，帮助他们建立自信，为未来的职业生涯打下坚实基础。

第二，辅导员和班主任作为学生思想政治教育的核心力量，要时刻关注学生的思想动态，引导学生树立正确的世界观、价值观和人生观。他们还要组织丰富多彩的第二课堂活动，提升学生的综合素质，培养学生的团队协作精神和领导能力。

第三，学业导师要关注学生的学术发展，为学生提供个性化的学术指导，帮助他们规划学术研究方向，提高学术素养。同时，学业导师还要注重培养学生的自主学习能力，引导他们养成良好的学习习惯，为终身学习打下基础。

第四，行政管理人员也要为学生创造良好的学习环境和生活条件，确保学校教育教学工作的顺利开展。他们要努力提升管理水平，优化资源配置，为师生提供高效、便捷的服务。

第五，在全员育人模式下，全体教职员工都要树立为学生服务的意识，将学生的全面发展放在首位。只有这样，才能真正实现教育公平，让每个学生都能在学校里得到充分的发展和成长。

全员育人模式对我国教育改革具有重要意义。全体教职员工要齐心协力，发挥各自优势，为学生提供全面的教育教学服务。通过全面提升学生的综合素质，有望培养出一批批具有创新精神、责任感和全球视野的优秀人才，为国家的繁荣发展贡献力量。

二、全程育人

全程育人要求将思想政治工作贯穿于学生从入学到毕业的整个教育过程，确保学生在各个阶段都能接受到正确的引导和教育。高校要关注学生的成长与发展，及时发现和解决学生在学习、生活、心理等方面的问题，助力学生健康成长。

全程育人理念强调将思想政治工作贯穿于学生从入学到毕业的整个教育过程，旨在确保学生在各个阶段都能接受到正确的引导和教育。为实现这一目标，高校需关注以下几个方面的工作：

（一）完善学生管理制度，提高教育质量

高校应根据学生的特点和需求，不断完善管理制度，为学生提供更加个性化的教育服务。同时，注重提高教育教学质量，通过优化课程设置、改进教学方法、强化师资队伍建设等手段，确保学生在全程育人过程中能够获得丰富的知识储备和较高的综合素质。

（二）关注学生心理健康，提供有效心理辅导

心理健康是学生健康成长的重要保障。高校应设立专业的心理辅导机构，配备充足的心理辅导教师，为学生提供心理咨询和干预服务。通过开展心理健康教育，帮助学生树立正确的人生观、价值观，增强心理素质，以更好地应对生活和学习中的挑战。

（三）加强学生思想政治教育，培养合格的社会主义建设者和接班人

全程育人过程中，高校要深入开展思想政治教育，引导学生树立正确的世界观、价值观和道德观。通过理论教育、实践教学、主题教育等多种形式，培养学生具备坚定的理想信念、较高的道德品质和强烈的社会责任感，为我国社会主义建设贡献力量。

（四）强化学生综合素质培养，提升学生就业竞争力

高校应注重学生综合素质的培养，通过开展丰富多彩的课外活动、社团活动等，培养学生的人文素养、科学素养、团队协作能力和创新精神。此外，加强与企业、社会的交流合作，为学生提供实习实训和就业指导服务，提升学生的就业竞争力和职业素养。

（五）落实家庭教育、学校教育和社会教育相结合，形成协同育人格局

高校应加强与家庭、社会的教育互动，充分发挥家庭教育的基础作用、学校教育的引领作用和社会教育的支持作用，形成协同育人的良好格局。通过开展家校联系、社会实践活动等，使学生在家庭、学校、社会的共同关爱下健康成长。

全程育人要求高校关注学生的成长与发展，及时发现和解决学生在学习、生活、心理等方面的问题，助力学生健康成长。高校应结合自身实际，不断完善管理制度、加强心理健康教育、深化思想政治教育、强化综合素质培养和落实协同育人，为培养中国特色社会主义事业的合格建设者和可靠接班人贡献力量。

三、全方位育人

全方位育人强调教育不仅要关注学生的学术成绩，还要关注学生的思想道德、身心健康、审美素养等方面。通过优化课程设置、丰富课外活动、加强校园文化建设等途径，为学生提供全面、多样化的教育服务，使学生在多方面得到锻炼和成长。

全方位育人的核心理念是培养全面发展的人才，这意味着教育者需要关注学生的学术成绩以外的各个方面。在此基础上，学校、家庭和社会应当共同努力，为学生创造一个有益于德、智、体、美、劳全面发展的环境。

第一，学校应当注重课程设置的多样性，为学生提供丰富的学习选择。除了基础学科课程，学校还应开设涵盖思想政治、道德修养、身心健康、审美素养等方面的课程，让学生在这些领域得到充分锻炼。此外，学校还可以根据学生的兴趣和特长，开设各类选修课程，激发学生的学习兴趣和潜能。

第二，课外活动是培养学生全面发展的重要途径。学校应组织丰富多样的课外活动，如社团活动、志愿服务、体育竞赛、文化艺术、科技创新等，让学生在课余时间充实自己的生活，拓展兴趣爱好，锻炼团队协作能力和社会实践能力。

第三，加强校园文化建设是全方位育人的关键环节。学校应着力营造积极向上的校园氛围，倡导尊师重教、团结友爱、诚实守信等优良传统，举办各类学术讲座、文化活动、艺术表演等，让学生在校园中感受到美的存在，提高审美素养，培养良好的思想道德品质。

第四，家庭教育的引导作用也不容忽视。家长应关注孩子的全面发展，积极配合学校的教育教学工作，引导孩子养成良好的生活习惯、学习习惯和道德品质。同时，家长还应尊重孩子的兴趣和个性，鼓励他们勇敢尝试，培养他们的自信心和独立思考能力。

全方位育人旨在为学生提供全面、多样化的教育服务，使他们在学术成绩的基础上，德、智、体、美、劳全面发展。这需要学校、家庭和社会共同努力，营造一个有利于学生成长的环境，为我国培养出一批批优秀的人才。

"三全育人"理念对于我国高校人才培养具有重要意义。在这一理念指导下，高校要将思想政治工作与教育教学相结合，创新教育模式，提高教学质量，培养德、智、体、美、劳全面发展的人才。此外，"三全育人"理念还要求高校关注学生的心理健康，成立专门的心理辅导机构，为学生提供心理健康服务。

"三全育人"理念是对我国高校人才培养模式的创新与发展。高校应认真贯彻落实这一理念，着力提高教育教学质量，为培养社会主义事业建设者和接班人贡献力量。

第二节　公共卫生教育中的"三全育人"发展策略

一、公共卫生教育的重要性与挑战

（一）公共卫生教育的全球意义

公共卫生教育是一种针对全社会的教育方式，其主要目的是提高公众对卫生保健的认识，培养健康生活方式，以预防和控制疾病，提高生活质量和促进社会和谐。在当前全球公共卫生挑战日益严峻的背景下，公共卫生教育的重要性更加凸显。接下来将对公共卫生教育在预防疾病、提高生活质量和促进社会和谐中的作用进行分析，并探讨当前全球公共卫生面临的挑战。

1.公共卫生教育在预防疾病中的作用

（1）增强防病意识：公共卫生教育可以通过传播卫生知识，提高公众对传染性和非传染性疾病的认识，使人们更加关注自身健康，从而主动采取预防措施，降低患病风险。

（2）培养健康行为：公共卫生教育可以引导人们养成良好的生活习惯，如勤洗手、戴口罩、接种疫苗等，从而减少疾病传播的途径，降低感染风险。

（3）实施疫苗接种：公共卫生教育可以促进疫苗接种率的提高，形成群体免疫，保护易感人群，防止传染病的扩散。

2.公共卫生教育在提高生活质量和促进社会和谐中的作用

（1）促进健康公平：公共卫生教育可以提高弱势群体的健康素养，缩小健康差距，实现全民健康公平，为构建和谐社会奠定基础。

（2）培养健康人才：公共卫生教育可以从儿童时期开始，培养健康的一代，使他们具备良好的身体素质和心理素质，为国家未来发展提供有力的人力资源支撑。

（3）推动经济社会发展：公共卫生教育可以降低公共卫生风险，为企业创造稳定的生产经营环境，促进经济社会发展。

3.当前全球公共卫生面临的挑战及应对策略

（1）传染病流行：近年来，新型传染病如新冠病毒、埃博拉病毒等出现，给全球公共卫生安全带来严重威胁。针对这一挑战，各国应加强传染病防控体系建设，提高公共卫生应急能力，加强国际合作，共同应对疫情。

（2）慢性病增加：随着生活方式的改变和人口老龄化，全球慢性病患者数量逐年上升。应对慢性病挑战，需从源头抓起，推广健康饮食、增加锻炼、控制吸烟等，倡导健康生活方式。

（3）环境卫生和资源配置：全球环境卫生状况不容乐观，特别是在发展中国家，许多地区卫生设施不足，严重影响公共卫生安全。此外，卫生资源配置不均也是一大挑战。为解决这些问题，各国政府应加大卫生投入，改善环境卫生状况，优化卫生资源配置。

（4）健康素养低下：全球范围内，仍有大量人群缺乏基本的公共卫生知识，健康素养较低。因此，加强公共卫生教育，提高全民健康素养，是预防疾病、提高生活质量和促进社会和谐的重要途径。

公共卫生教育在预防疾病、提高生活质量和促进社会和谐中具有不可替代的作用。面对全球公共卫生挑战，各国政府和社会各界应高度重视公共卫生教育，加大投入，创新教育方式，提高全民健康素养，共同维护全球公共卫生安全。同时，各国应加强国际合作，共同应对传染病流行、慢性病增加等挑战，为全球人民的健康和福祉作出贡献。

（二）公共卫生教育的现状

公共卫生教育是指通过有计划、有组织、有系统的教育活动，提高公众对公共卫生知识的认识和理解，培养公众健康意识和行为，从而达到预防疾病、促进健康、提高生活质量的目的。

1.我国公共卫生教育体系的特点

首先，在覆盖范围方面，我国公共卫生教育体系已初步形成国家、地方、社区多层次的教育网络。国家层面有健康中国战略的指导，地方层面有各级政府出台的公共卫生教育政策，社区层面有基层医疗卫生机构和公共场所的宣传教育活动。然而，由于地域差异、经济发展水平等因素的影响，公共卫生教育在部分地区仍存在覆盖不足的问题，尤其是农村和偏远地区。

其次，在资源分配方面，我国公共卫生教育资源的分配在一定程度上体现了公平性。政府逐年加大对公共卫生教育的投入，特别是在基层医疗卫生体系、健康教育和宣传方面。然而，由于各地经济发展水平不一，公共卫生教育资源分配仍存在不均衡现象。一些发达地区拥有更丰富的公共卫生教育资源，而一些欠发达地区则相对匮乏。

最后，在实施效果方面，我国公共卫生教育取得了一定的成效。通过多年的宣传教育，公众的健康意识得到了提高，健康行为逐渐养成。然而，仍有一些问题亟待解决，如部分公众对公共卫生知识的认知水平较低，健康素养有待提高；公共卫生教育与实际需求尚有差距，宣传教育内容与方法需不断创新和完善。

2.公共卫生教育在不同社会、文化和经济背景下的差异性

公共卫生教育在不同社会背景下的差异性表现在教育资源的分配、宣传教育的渠道和内容等方面。在我国，城市和农村的公共卫生教育资源分配存在一定的差距，城市地区的公共卫生教育资源相对丰富，农村地区则相对匮乏。此外，城市和农村居民对公共卫生知识的需求和认知水平也有所不同，公共卫生教育应根据不同地区的特点进行有针对性的宣传教育。

第一，在文化背景方面，公共卫生教育需要考虑不同地区、民族的文化差异。不同文化背景下，人们对健康的认识和卫生行为习惯有所不同。因此，公共卫生教育应充分尊重和融入当地文化，采用符合当地文化特点的宣传教育方式，增强公众的健康意识和行为。

第二，在经济背景方面，公共卫生教育受到经济发展水平的制约。经济发展水平较高的地区，公共卫生教育资源较为丰富，宣传教育工作相对到位；而经济发展水平较低的地区，公共卫生教育资源相对不足，宣传教育工作有待加强。此外，随着经济全球化的推进，国际的公共卫生教育交流与合作也越来越紧密，各国应共同应对全球公共卫生问题，提高公共卫生教育的整体水平。

因此，在不同社会、文化和经济背景下，公共卫生教育呈现出一定的差异性。为提高公共卫生教育水平，应针对不同背景下的特点和需求，创新宣传教育方式，加大资源投入，促进公共卫生教育的均衡发展。

二、"三全育人"发展策略的内涵与目标

（一）"三全育人"理念的提出

"三全育人"是指在教育过程中，实现全员参与、全过程融入、全方位覆盖的教育理念，旨在通过整合各种教育资源，形成教育合力，全面提升教育质量。这一理念强调教育的全面性、全程性和全员性，要求教育者在教育的每一个环节、每一个时刻，以及教育的每一位参与者都承担起育人责任。

1.在公共卫生教育中，"三全育人"理念的应用

（1）全员育人：公共卫生教育不仅仅是专业卫生人员的责任，而是需要学校、家庭、社会等所有教育参与者共同参与。教师、家长、社会工作者等都应该具备公共卫生知识，能够在日常生活中对公众进行正确的健康教育和引导。

（2）全过程育人：公共卫生教育应该贯穿人的一生，从胎儿期到死亡，每个阶段都需要进行相应的公共卫生教育。这个过程包括孕妇的健康管理、儿童的疫苗接种、成年人的健康生活方式指导、老年人的健康管理等，形成一个连续的教育过程。

（3）全方位育人：公共卫生教育应该涵盖教育的各个方面，包括课堂教育、实践活动、网络教育等。通过多种渠道和方式，提供公共卫生知识，引导公众形成正确的健康观念和行为。

2."三全育人"策略旨在实现的教育目标

（1）提升公众健康意识：通过"三全育人"的教育模式，让公众了解和认识到健康的重要性，理解健康知识的内涵，提高自我保健意识和能力。

（2）培养健康行为习惯：通过教育引导，培养公众形成良好的生活习惯，如规律作息、合理膳食、适量运动、戒烟限酒等，从而提升整体健康水平。

（3）增强公共卫生应急能力：在公共卫生事件发生时，公众能够正确应对，减少疾病传播，保护自己和他人的健康。

（4）促进社会责任感：通过公共卫生教育，培养公众对社会健康负责的态度，形成积极参与公共卫生事件的意识和行动。

（5）建立健康文化：通过教育的力量，推广健康文化，使健康成为社会的主流价值观，形成健康和谐的社会氛围。

"三全育人"理念在公共卫生教育中的应用，旨在通过全方位、全过程、全员的教育实践，实现公众健康意识提升、健康行为习惯培养等教育目标，从而促进社会整体健康水平的提高。

（二）策略实施的关键要素

实施"三全育人"策略，即全面育人、全方位育人、全过程育人，需要充分识别和分析所需的关键资源，并采取有效措施实现策略的全方位覆盖。

1.实施"三全育人"策略的资源

（1）政策支持：政策支持是推动"三全育人"策略实施的基础。政府应出台相关政策，明确"三全育人"的目标、任务和实施路径，为各级教育部门和学校提供指导和保障。

（2）资金投入：资金投入是确保"三全育人"策略顺利实施的经济基础。政府、学校、企业和社会力量应共同参与，为"三全育人"提供充足的资金支持，用于改善教育设施、提高教师待遇、开展各类教育活动等。

（3）专业人才：专业人才是"三全育人"策略实施的关键。学校和教育部门应加强教师队伍建设，培养一批具有较高专业素养、教育技能和教育情怀的教师，以满足"三全育人"的需求。

2.通过跨部门合作、社区参与等方式，实现策略的全方位覆盖

（1）跨部门合作：教育、文化、体育、共青团、妇联等部门在"三全育人"策略实施中各自扮演着重要角色。通过建立跨部门合作机制，可以整合各部门资源，形成合力，共同推进"三全育人"策略的实施。

（2）社区参与：社区是"三全育人"策略实施的基层单位，具有贴近居民、了解居民需求的优势。通过引导和鼓励社区参与"三全育人"策略的实施，可以更好地满足居民教育需求，实现全方位覆盖。

（3）家庭教育：家庭教育是"三全育人"策略实施的重要环节。家长应积极参与孩子成长过程，关注孩子身心健康，与学校、社区共同营造良好的教育环境。

（4）社会力量参与：鼓励企业、社会组织、志愿者等社会力量参与"三全育人"策略的实施，提供教育服务、教育资源和支持，共同推动"三全育人"目标的实现。

实施"三全育人"策略需要充分识别和分析所需的关键资源，并通过跨部门合作、社区参与等方式，实现策略的全方位覆盖。这样，才能确保"三全育人"策略的有效性和可持续性，为我国培养更多德、智、体、美、劳全面发展的社会主义建设者和接班人。

三、实践路径与案例分析

（一）创新教育模式的探索

公共卫生教育的目的是提高公众的健康知识、技能和意识，以促进健康行为和预防疾病。随着社会的发展和科技的进步，公共卫生教育的模式也在不断创新。

1.国内外成功的公共卫生教育模式

（1）学校健康教育：学校是传授知识和培养习惯的重要场所，因此，学校健康教育是公共卫生教育的重要组成部分。学校健康教育可以通过正式的课程、特别活动和健康服务来实施。例如，一些国家将性教育、营养教育、心理健康教育等纳入学校课程，同时提供定期的健康检查和疫苗接种服务。

（2）社区健康促进项目：社区健康促进项目通常由政府、非政府组织、医疗机构和其他利益相关者共同实施。这些项目针对社区的具体健康需求，如营养改善、慢性病管理、传染病预防等。社区健康促进项目通常包括健康教育、健康服务和政策倡导等方面的工作。

2.结合现代科技手段创新教育方式

（1）移动健康应用：移动健康应用利用智能手机和平板电脑等移动设备，为用户提供个性化的健康信息、在线咨询、健康管理等服务。这些应用可以监测用户的健康数据，提供健康建议，甚至进行远程医疗咨询。例如，一些移动健康应用可以帮助用户追踪他们的运动量、饮食习惯和睡眠质量。

（2）在线教育平台：在线教育平台提供了一种灵活、便捷的学习方式。通过视频课程、在线研讨会、互动问答等形式，用户可以根据自己的时间和需求进行学习。在线教育平台可以提供各种健康相关的课程，如健康饮食、疾病预防、心理健康等，帮助用户提高健康素养。

结合现代科技手段创新公共卫生教育方式的策略包括：

①个性化学习体验：利用大数据和人工智能技术，根据用户的行为和偏好提供个性化的健康信息和教育内容。

②社交互动：在移动应用和在线教育平台中增加社交功能，如论坛、小组讨论等，鼓励用户分享经验和互相支持。

③游戏化学习：通过开发健康相关的游戏和挑战，提高用户的学习兴趣和参与度。

④实时监测和反馈：利用可穿戴设备和移动应用实时监测用户的健康状况，并提供及时的反馈和建议。

（二）实施效果评估与持续改进

公共卫生教育项目的效果评估对于确保资源的有效利用和活动的影响力至关重要。

1.设计评估公共卫生教育项目效果的方法和指标

（1）评估公共卫生教育项目的方法可以分为定性评估和定量评估两种

①定性评估：通过访谈、焦点小组讨论、案例研究和参与观察等方式，收集项目参与者的反馈和体验，了解项目的实际影响和潜在问题。

②定量评估：通过问卷调查、统计数据分析和健康指标监测等方式，量化项目的成果，如健康知识水平的变化、健康行为的改善、疾病发生率的降低等。

（2）评估指标应包括以下四种

①知识掌握：评估项目参与者健康知识水平的提高程度。

②态度变化：评估项目参与者对健康相关问题的态度是否有所改善。

③行为改变：评估项目参与者是否采纳了更健康的饮食、运动等生活方式。

④健康结果：评估项目对参与者健康状况的直接影响，如体重、血压、血糖等指标的变化。

2.分析评估结果，提出改进策略

（1）分析评估结果时，应关注以下几个方面

①成功因素：识别项目成功的关键因素，如有效的教学方法、合适的传播渠道、充分的社区参与等。

②存在问题：识别项目实施过程中遇到的问题和挑战，如资源不足、参与度不高、信息传递不明确等。

③参与者反馈：收集项目参与者的意见和建议，了解他们的需求和期望。

（2）基于评估结果，可以提出改进策略

①调整教学内容：根据参与者的需求和反馈，更新和优化教学内容，确保信息的准确性和实用性。

②改善教学方法：采用更互动、参与性强的教学方式，如小组讨论、角色扮演、案例研究等。

③加强社区参与：与社区组织合作，提高项目的社区参与度和影响力。

④增加资源投入：根据评估结果，合理分配资源，确保项目的持续性和扩展性。

⑤提高监测和评估能力：建立完善的监测和评估体系，定期收集数据，及时调整项目策略。

通过设计有效的评估方法和指标，以及基于评估结果的持续改进策略，可以确保公共卫生教育活动的持续有效性和适应性，从而更好地服务于公众健康。

第三节 "三全育人"在公共卫生教育的成功实践

一、"三全育人"理念在公共卫生教育中的实践背景

（一）"三全育人"与公共卫生教育的契合点

"三全育人"理念是指全员育人、全程育人、全方位育人，强调教育的全面性和连贯性。公共卫生教育的目标是提高公众的健康知识、技能和意识，促进健康行为，预防疾病。"三全育人"理念与公共卫生教育的目标有着天然的联系，二者可以相互促进，共同推动社会成员的健康成长。

1. "三全育人"理念与公共卫生教育的目标相结合

（1）全员育人强调教育对象的广泛性，意味着公共卫生教育应覆盖所有人群，无论年龄、性别、职业，都应接受必要的健康教育和促进。公共卫生教育通过全员育人，确保每个人都能获得改善自身健康所需的知识和技能。

（2）全程育人强调教育过程的连贯性，意味着公共卫生教育应贯穿于人的一生，从儿童到老年人，都应持续接受健康教育和促进。公共卫生教育通过全程育人，帮助个体在不同的生命阶段建立和维持健康的生活习惯。

（3）全方位育人强调教育内容的全面性，意味着公共卫生教育应涵盖健康生活的各个方面，包括生理健康、心理健康、社会健康和环境健

康等。公共卫生教育通过全方位育人，促进个体在多个维度上实现健康。

2."三全育人"提升公共卫生意识和行为改变中的作用

"三全育人"理念在提升公共卫生意识和行为改变中起着至关重要的作用：

（1）全员育人有助于形成全社会共同关注健康的氛围，通过家庭、学校、社区、媒体等多渠道传播健康信息，提高公众对健康问题的认识。

（2）全程育人有助于个体在不同生命阶段形成和巩固健康行为，通过连续的健康教育，促使个体在面临健康选择时作出更有利决策。

（3）全方位育人有助于个体从多个角度理解和实践健康，通过跨学科的教育内容，促进个体在身体、心理、社会等多方面实现整体健康。

通过"三全育人"理念的贯彻实施，公共卫生教育可以更有效地提升公众的健康意识，促进健康行为的形成和维持，从而提高整体健康水平，预防疾病的发生。

（二）国际与国内实践案例

在国际上，有许多成功的公共卫生教育案例体现了"三全育人"的理念。

1.国际案例

（1）联合国儿童基金会（UNICEF）的"儿童健康和发展"项目：该项目致力于提高儿童的营养、健康和教育水平，通过全面的干预措施，包括提供清洁饮用水、改善卫生设施、推广营养丰富的食物、提供疫苗和教育支持等，来促进儿童的全面发展。

（2）世界卫生组织（WHO）的"健康促进学校"计划：该计划强调学校在促进学生健康方面的作用，通过提供健康的学习环境、营养餐计划、体育活动、性教育和心理健康支持等，来促进学生的身心健康。

（3）美国的"Let's Move!"运动：这是由前第一夫人米歇尔·奥巴马发起的一项公共健康倡议，旨在解决儿童肥胖问题。该运动通过学校、家庭和社区的合作，提供健康的饮食选择、增加体育活动、提供健康教育等，来改善儿童和家庭的健康状况。

2.国内案例

（1）"健康中国2030"规划纲要：这是中国政府提出的一项长期健康促进战略，旨在提高人民的健康水平，实现健康中国目标。该规划纲要强调了健康优先、全面覆盖、系统集成、共建共享的原则，通过多部门合作、全社会参与，推动健康政策融入所有政策，实现健康全方位、全周期的保障。

（2）"营养改善计划"：该计划旨在提高农村义务教育阶段学生的营养状况，通过提供营养餐、健康教育、营养监测等，来改善学生的营养状况，促进其健康成长。

（3）"学校健康教育"项目：该项目将健康教育纳入学校课程体系，通过课堂教学、实践活动、健康服务等方式，提高学生的健康知识水平和健康素养。

二、"三全育人"策略的具体实施与挑战

（一）全员参与的策略实施

动员社会各界参与公共卫生教育是一个复杂的过程，需要政府、学校、医疗机构和社区等多方面的协作。

1.动员社会各界参与公共卫生教育

（1）政府：政府在公共卫生教育中扮演着领导者和协调者的角色。政府应制定相关政策，提供必要的资金支持，并协调不同部门和机构之间的合作。此外，政府还应通过媒体宣传、公共活动等手段，提高公众对健康问题的认识。

（2）学校：学校是传授知识和培养习惯的重要场所。学校应将健康教育纳入课程体系，开展形式多样的健康教育活动，如健康课程、专题

讲座、健康检查等。同时，学校还应与家长合作，共同关注学生的健康成长。

（3）医疗机构：医疗机构在公共卫生教育中起着专业指导和服务的作用。医疗机构应通过提供健康咨询、开展健康讲座、发布健康信息等方式，向公众传播健康知识。此外，医疗机构还可以与学校、社区等合作，共同开展健康促进活动。

（4）社区：社区是公共卫生教育的重要阵地。社区应组织健康教育活动，如健康讲座、健身活动、健康检查等，增强居民的健康意识。同时，社区还应与学校、医疗机构等合作，共同为居民提供全方位的健康服务。

2.全员参与面临的挑战

（1）资源分配：公共卫生教育需要政府、学校、医疗机构和社区等多方面的资源支持。然而，资源分配不均可能导致部分地区和人群无法获得足够的健康教育资源。因此，需要建立合理的资源分配机制，确保公共卫生教育资源的公平性和效率。

（2）协调机制：公共卫生教育涉及多个部门和机构，需要建立有效的协调机制，以确保各方能够协同工作，形成合力。这包括建立跨部门协调机构、制订合作计划、明确责任分工等。

（3）专业人才短缺：公共卫生教育需要一批具有专业知识和技能的人才。然而，目前我国公共卫生教育领域专业人才短缺，需要通过培训、引进等方式，加强专业人才队伍建设。

（4）公众参与度不高：公共卫生教育的效果在很大程度上取决于公众的参与度。然而，目前我国公众对公共卫生教育的重视程度不高，需要通过多种途径增强公众的健康意识和参与度。

通过动员社会各界参与公共卫生教育，可以更好地提高公众的健康水平，促进健康行为的形成和维持。同时，还需要关注全员参与面临的挑战，并采取有效措施加以解决，以确保公共卫生教育的有效性和可持续性。

（二）全过程教育的整合与创新

公共卫生教育的融入是一个跨阶段的过程，它应该从基础教育开始，并持续到终身学习的各个阶段。

1.将公共卫生教育融入教育的各个阶段

（1）基础教育阶段：在这个阶段，公共卫生教育应该作为学校课程的一部分，教授基本的健康知识，如个人卫生、营养、疾病预防等。教育方法可以包括课堂学习、实践活动和学校健康服务。

（2）中等教育阶段：在这个阶段，公共卫生教育应该更加深入，包括性教育、心理健康、健康生活方式等内容。学校可以开展更多的互动式学习和项目式学习，鼓励学生参与到健康促进活动中。

（3）高等教育阶段：在高等教育阶段，公共卫生教育可以更加专业，包括流行病学、环境健康、健康政策等课程。大学生可以通过参与社区健康项目、实习和志愿服务来应用所学知识。

（4）继续教育和终身学习：对于成年人，公共卫生教育可以通过职业培训、社区教育和在线课程等形式提供。这些教育可以关注成人特定的健康问题，如慢性病管理、老年健康等。

2.教育内容和方法的创新

（1）教育内容的创新：公共卫生教育的内容应该根据学习者的年龄和背景进行调整。例如，对于儿童，可以通过故事讲述和游戏来传授健康知识；对于青少年，可以通过案例研究和讨论来提高他们对健康问题的认识；对于成年人，可以通过实际案例和政策分析来加深他们对健康问题的理解。

（2）教育方法的创新：随着科技的发展，公共卫生教育的方法也在不断创新。可以利用数字技术，如健康应用程序、在线教育平台和虚拟现实，来提供互动式和个性化的学习体验。此外，还可以通过社区参与、服务学习和实践项目来促进学习者对健康知识的实际应用。

通过将公共卫生教育融入教育的各个阶段，并采用创新的教育内容和方法，可以更好地提高公众的健康水平，促进健康行为的形成和维持。这样的教育模式不仅能够适应不同年龄和背景的学习者，还能够帮助他们建立起终身学习的健康观念。

三、"三全育人"在公共卫生教育中的成效与展望

（一）成效评估与实证分析

评估"三全育人"公共卫生教育成效的方法和工具通常涉及定性和定量评估的结合。

1.评估方法和工具

（1）调查问卷：通过设计针对学生、家长、教师和社区成员的调查问卷，可以搜集关于健康知识、态度、行为和健康结果的定量数据。

（2）访谈和焦点小组：深度访谈和焦点小组讨论可以帮助评估者了解参与者对公共卫生教育项目的看法、体验和反馈。

（3）观察法：直接观察可以用于评估教育活动的实施情况，以及学习者在实际环境中应用健康知识的情况。

（4）审查文献和政策文件：审查相关的文献、政策文件和报告，可以提高对公共卫生教育项目的背景、设计和实施的深入了解。

（5）健康指标监测：使用生理和心理健康指标（如体重、血压、心理健康状况等）来评估教育项目的健康影响。

2.分析实证研究结果

实证研究结果的分析应该包括对定量数据和定性数据的综合分析。

（1）数据清洗和编码：确保所有数据都是完整和准确的，并将定性数据编码为可分析的形式。

（2）描述性统计分析：使用平均值、中位数、标准差等统计指标来描述数据的基本特征。

（3）推理性统计分析：进行t检验、方差分析、相关性分析等统计测试，以确定教育项目是否对健康知识、态度和行为产生了显著影响。

（4）内容分析：对定性数据进行内容分析，识别主题和模式，以深入了解参与者对教育项目的看法和体验。

（5）结果解释：将统计分析结果与项目的目标和预期效果进行比较，解释实际成效与预期之间的差异。

（6）效益分析：评估教育项目的成本效益，确定项目的经济可行性。

通过这些评估方法和工具，可以对"三全育人"公共卫生教育项目进行全面的成效评估。例如，一项针对学校健康教育的实证研究可能发现，参与项目的学生在健康知识测试中的得分显著高于对照组，同时他们的健康行为（如定期锻炼、健康饮食）也有所改善。这些结果展示了教育项目的具体成效，并为项目的持续改进和推广提供了依据。

（二）未来发展方向与建议

1.基于当前实践，未来公共卫生教育的发展方向

（1）整合跨学科知识：公共卫生教育应更多地融入跨学科内容，如环境科学、社会学、心理学等，以提供更全面的健康知识和技能。

（2）利用数字技术：随着科技的发展，应充分利用数字技术，如移动应用、在线课程、虚拟现实等，来提供个性化和互动式的学习体验。

（3）强化社区参与：公共卫生教育应加强与社区的合作，利用社区资源，提高教育的可及性和相关性。

（4）促进终身学习：公共卫生教育不应仅限于学校教育，而应贯穿个体的整个生命周期，通过继续教育和终身学习项目，帮助人们在不同生命阶段获得必要的健康知识和技能。

（5）强调实证研究和评估：公共卫生教育项目应基于实证研究，并定期进行成效评估，以确保教育的有效性和适应性。

2.针对政策制定者、教育工作者和公众的建议

（1）政策制定者

①制定和实施支持"三全育人"策略的政策，如提供充足的资金支

持、制定健康教育的国家标准、鼓励跨部门合作等。

②加强对公共卫生教育项目的监督和评估，确保教育资源得到有效利用。

（2）教育工作者

①将公共卫生教育纳入课程体系，开发有趣、实用的教学材料和活动。

②参与专业发展活动，提高自己在健康教学方面的知识和技能。

③与家长、社区和健康机构合作，共同推动健康促进活动。

（3）公众

①参与学校和社区组织的健康教育活动，如讲座、研讨会、健身活动等。

②利用数字技术和媒体资源，主动获取健康信息，提高自身的健康素养。

③在家庭和社区中实践健康生活方式，如均衡饮食、定期锻炼、避免有害物质等。

第三章 政府—高校协同育人模式

第一节 政府在公共卫生人才培养中的角色

一、政府在公共卫生人才培养中的战略定位

（一）公共卫生人才的重要性

公共卫生人才在疾病预防、健康促进和危机应对中的关键作用不可忽视。在过去的几十年里，我国在公共卫生领域取得了显著的成果，但仍面临诸多挑战。因此，加强公共卫生人才队伍建设成为当务之急。

首先，公共卫生人才是疾病预防的主力军。他们负责研究和分析疾病流行趋势，制定针对性的预防策略，推广健康生活方式，从而降低人群患病风险。在新冠疫情等重大公共卫生事件中，公共卫生人才发挥着至关重要的作用。他们不仅要及时应对疫情发展，还要为政策制定者提供科学依据，确保防疫措施的有效性。

其次，公共卫生人才在健康促进方面同样具有重要地位。他们要关注人民群众的健康需求，推动健康教育和健康促进活动的开展。通过加强健康素养培养，增强群众自我保健意识，公共卫生人才助力实现健康中国的战略目标。

最后，公共卫生人才在危机应对中具有紧急救援和协调管理的能力。在面对突发公共卫生事件时，他们要迅速组织力量，调配资源，确保救援措施的落实。同时，公共卫生人才还要加强与国际的合作与交流，共同应对全球公共卫生挑战。

政府在培养和维护公共卫生人才队伍中承担着责任和义务。一方面，政府要加大投入，为公共卫生人才培养提供充足的经费支持。这包括基础科研、实践操作和继续教育等方面，以提高公共卫生人才的综合素质。另一方面，政府要制定有利于公共卫生人才发展的政策，如优化薪酬待遇、提升职业地位等，从而激发公共卫生人才的积极性和工作热情。

此外，政府还需关注公共卫生人才队伍的结构和分布，加强基层公共卫生人才队伍建设，提高基层卫生服务能力。同时，加强公共卫生人才培养的供给侧改革，紧密结合实际需求，调整课程设置和教学内容，培养具备实战能力的公共卫生人才。

公共卫生人才在疾病预防、健康促进和危机应对中发挥着举足轻重的作用。政府应充分认识其在公共卫生工作中的核心地位，切实履行培养和维护公共卫生人才队伍的责任和义务，为构建健康中国贡献力量。

（二）政府政策与规划

政府在公共卫生人才培养政策和规划中的角色至关重要。政府如何通过立法、资金投入和政策引导来支持公共卫生人才培养，以应对当前和未来的卫生挑战。

首先，政府在立法方面发挥着关键作用。为了确保公共卫生人才培养的质量和规格，政府需制定相关法律法规，规范教育标准和实践要求。例如，政府可以制定关于公共卫生专业学位要求、师资队伍建设、课程设置等方面的法规，以确保人才培养的规范化、标准化。

其次，政府在资金投入方面具有重要作用。公共卫生人才培养需要大量资金支持，包括基础设施建设、师资培训、科研投入等。政府可以通过设立专项基金或加大预算力度，为公共卫生人才培养提供充足的资金保障。此外，政府还可以鼓励社会资本投入公共卫生人才培养领域，形成多元化的资金来源。

政府在政策引导方面也发挥着关键作用。政府可以通过制定优惠政策，鼓励高校和研究机构加强公共卫生人才培养。这些政策包括：优化专业设置，提升公共卫生专业地位；鼓励产学研合作，加强实践教学；支持公共卫生领域国际合作，促进人才培养国际化；加强公共卫生人才队伍建设，提高人才待遇等。

此外，政府还需要关注公共卫生人才培养的长远规划。在全球卫生挑战不断加剧的背景下，政府应根据国家战略需求，制定公共卫生人才培养中长期发展规划。这包括预测未来人才需求，优化学科布局，加强师资队伍建设，提高教育质量等。

政府在公共卫生人才培养政策和规划中扮演着重要角色。通过立法、资金投入和政策引导，政府可以为公共卫生人才培养创造良好环境，助力我国公共卫生事业的发展。在应对新冠疫情等重大卫生事件时，强大的公共卫生人才队伍将成为我国战胜病魔的重要保障。因此，政府应持续关注并加强公共卫生人才培养工作，为人民群众的健康福祉和国家的发展作出贡献。

二、政府在公共卫生教育体系中的实践与创新

（一）教育体系的构建与优化

政府在建立和完善公共卫生教育体系方面扮演着关键角色。这包括专业设置、课程设计和教学方法的优化。此外，政府在推动教育创新，如在线教育、跨学科合作等方面也发挥着重要作用。

第一，政府在专业设置方面应当充分考虑公共卫生领域的需求。这包括增设相关专业，如公共卫生硕士、公共卫生博士等，以培养高层次的公共卫生人才。同时，政府还应根据社会需求和行业发展趋势，及时

调整专业设置，为学生提供更多实践性和应用性的专业方向。

第二，在课程设计方面，政府应确保课程内容的科学性和实用性。这包括引入最新的公共卫生研究成果和实践经验，充实课程内容，提高课程质量。同时，政府还应注重培养学生的综合素质，如增设伦理学、法律等相关课程，提高学生的社会责任感和法律意识。

第三，在教学方法方面，政府应鼓励学校采用创新的教学手段。例如，推广案例教学、实地考察等实践性强的教学方法，提高学生的动手能力和实际操作技能。此外，充分利用现代信息技术，如在线教育、虚拟仿真等手段，拓宽教学渠道，提高教学效果。

第四，政府在推动教育创新方面也发挥着重要作用。例如，推广在线教育，打破地域和时间的限制，为学生提供更加灵活、便捷的学习方式。同时，政府应支持学校开展跨学科合作，促进不同领域知识的融合，培养具备跨学科素养的公共卫生人才。

第五，政府还应加强与国际的交流合作。这包括引进国外先进的公共卫生教育理念和实践经验，以及支持国内高校与国外知名高校开展合作项目，共同培养公共卫生人才。通过与国际接轨，提高我国公共卫生教育的国际竞争力。

政府在建立和完善公共卫生教育体系方面具有重要的责任。通过优化专业设置、课程设计和教学方法，推动教育创新，加强国际合作等举措，我国公共卫生教育体系将更加完善，为我国公共卫生事业的发展提供有力支持。

（二）人才培养的激励与支持

政府为吸引和激励公共卫生人才，通常采取一系列措施来提高岗位吸引力、职业发展和专业能力。

1.奖学金和资助计划

政府可以设立奖学金，为有志于从事公共卫生领域工作的学生提供经济支持，减轻他们的学习和生活负担。

对于在公共卫生专业表现优秀的学生，政府可以提供额外的奖励和荣誉，以激励他们继续深造和贡献于公共卫生事业。

2.职业发展路径

政府应明确公共卫生人才的职业发展路径，包括初级、中级和高级职称，以及相应的资格要求和晋升机制。

提供持续的职业培训和专业发展机会，帮助公共卫生人才提升技能，适应不断变化的工作需求。

3.工作环境和待遇

改善公共卫生人才的工作环境和条件，包括提供必要的设备、安全的工作场所和合理的工作时间。

提供有竞争力的薪酬和福利，如健康保险、退休金计划等，以提高公共卫生岗位的吸引力。

4.国际合作和交流项目

政府可以通过国际合作项目，如与世界卫生组织（WHO）、联合国儿童基金会（UNICEF）等国际机构的合作，为公共卫生人才提供国际视野和实践经验。

鼓励和支持公共卫生人才参与国际会议、研讨会、工作坊和学习访问，以提升他们的专业能力和国际网络。

5.公共卫生研究和技术创新

政府可以投资于公共卫生研究，鼓励公共卫生人才参与研究项目，以推动科学知识和技术的进步。

支持公共卫生领域的技术创新，如疾病监测系统、健康信息技术的开发等，以提高公共卫生服务的效率和质量。

三、政府在公共卫生人才持续发展中的作用

（一）持续教育与职业发展

政府在支持公共卫生人才持续教育和职业发展方面扮演着举足轻重

的角色。为了确保公共卫生领域的专业人才能够不断提升自身能力，适应时代发展的需求，政府采取了多种措施建立健全的继续教育体系，提供专业培训和认证，以促进公共卫生人才的全面发展。

第一，政府在政策层面为公共卫生人才提供持续教育支持。政府制定了一系列相关政策，鼓励公共卫生专业人才参加继续教育课程，提升自身业务水平。同时，政府还要求各级公共卫生机构将员工的教育和培训纳入日常工作，确保公共卫生人才具备最新的专业知识和技能。

第二，政府投资建设公共卫生人才培养基地，加强与国内外高校和研究机构的合作。政府通过投资建设公共卫生学院、实验室和研究基地，为公共卫生人才提供良好的学术氛围和实践平台。此外，政府还鼓励国内外公共卫生领域的专家进行交流与合作，使我国公共卫生人才紧跟国际发展趋势，提高我国公共卫生领域的整体实力。

第三，政府重视公共卫生人才的在职培训，提高在职人员的专业素质。政府要求各级公共卫生机构定期组织在职培训课程，针对性地解决工作中遇到的实际问题。此外，政府还鼓励在职人员参加各类专业研讨会、学术会议，拓宽视野，提升自身能力。

第四，政府积极推动公共卫生领域的职业资格认证制度。政府制定了一系列公共卫生职业资格标准，规范公共卫生人才的职业行为。通过实施职业资格认证制度，政府可以确保公共卫生人才具备一定的专业素质，提高公共卫生服务质量。同时，职业资格认证也为公共卫生人才提供了职业发展的依据和方向。

第五，政府还关注公共卫生人才的心理健康和职业素养。政府鼓励公共卫生机构开展心理健康教育和心理疏导，帮助公共卫生人才应对工作中可能面临的压力。同时，政府还强调公共卫生人才职业道德的重要性，要求他们在工作中严格遵守伦理准则，保障公共卫生服务的公平性和有效性。

政府在支持公共卫生人才持续教育和职业发展方面采取了多种措施，包括政策支持、人才培养基地建设、在职培训、职业资格认证以及关注心理健康和职业素养。这些举措有助于提升公共卫生人才的综合素质，为我国公共卫生事业的发展提供有力支持。在未来的工作中，政府应继续加大对公共卫生人才的支持力度，确保我国公共卫生体系健全完善，为人民群众提供高质量的公共卫生服务。

（二）应对挑战与未来展望

探讨政府在应对公共卫生领域新挑战（如新发传染病、老龄化社会等）时的人才培养策略。

提出政府在未来公共卫生人才培养中的发展方向和建议，以适应不断变化的公共卫生需求。

在当前全球公共卫生形势严峻的背景下，我国政府高度重视公共卫生领域的人才培养。为了应对新挑战，如新发传染病、老龄化社会等，政府需要制定一系列有针对性的政策措施，以培养适应新时代需求的公共卫生人才。

一方面，政府应加大对公共卫生专业教育的投入，提高教育质量。这意味着要提高公共卫生专业课程设置的科学性和实用性，加强与实践环节的结合，培养具备扎实的理论基础和实际操作能力的公共卫生人才。同时，加强师资队伍建设，引进和培养一批具有国际影响力的公共卫生领军人才，以提高我国公共卫生教育水平。

另一方面，政府还需关注公共卫生人才的职业发展。政府应建立健全公共卫生人才激励机制，提高公共卫生从业人员的待遇，吸引更多优秀人才投身公共卫生事业。同时，加强在职培训，不断提高在职人员的业务水平和服务能力，以应对不断变化的公共卫生挑战。

此外，政府还需加强国际合作与交流。通过支持公共卫生专业学生和在职人员赴海外学习、交流，引进国际先进的教育理念和教学方法，提高我国公共卫生人才的全球视野和国际竞争力。此外，积极参与全球公共卫生治理，加强与国际社会在公共卫生领域的合作，共同应对全球公共卫生挑战。

在此基础上，政府还应关注公共卫生人才的跨学科培养。随着科学技术的飞速发展，公共卫生领域的问题越来越呈现出跨学科、综合性的特点。因此，培养具备跨学科知识和能力的公共卫生人才，对于提高我国公共卫生防控能力具有重要意义。政府可以支持高校开展跨学科公共卫生人才培养项目，鼓励学生主修公共卫生相关专业的同时，辅修其他相关领域的知识，以提高公共卫生人才的综合素质。

政府在应对公共卫生领域新挑战的过程中，应高度重视公共卫生人才培养。通过加大教育投入、关注职业发展、加强国际合作与交流以及注重跨学科培养等措施，为我国公共卫生事业提供有力的人才支持。只有这样，我国才能更好地应对公共卫生领域的各种挑战，保障人民群众的生命安全和身体健康。

第二节　高校与政府合作的机制与策略

一、合作背景与目标设定

（一）高校与政府合作培育公共卫生人才的必要性

1.当前公共卫生领域面临的挑战与人才需求

首先，随着全球化和人口流动的加速，公共卫生问题的复杂性和跨界性日益凸显。新冠疫情的暴发和蔓延，让世界各国深刻认识到公共卫生问题的全球性、紧迫性和重要性。我国在抗击新冠疫情的过程中，公共卫生体系发挥了重要作用，但也暴露出一些问题和短板。因此，公共卫生人才需要具备全球化视野、跨学科知识和实践能力，以应对不断变化的公共卫生挑战。

其次，新技术和新理念的涌现为公共卫生领域带来了新的机遇和挑战。大数据、人工智能、基因组学等先进技术在公共卫生领域的应用，为疾病监测、风险评估和疫情防控提供了新的手段。然而，如何确保这些新技术在公共卫生领域的合理应用，以及如何培养具备相关技能的人才，成为当前面临的紧迫问题。

最后，公共卫生人才培养需要注重理论与实践相结合。公共卫生实践涉及多个领域，如疾病防控、食品安全、环境保护等。公共卫生人才不仅要具备扎实的理论基础，还要具备较强的实践能力和创新精神，以便将理论知识应用于实际工作中。因此，高校在培养公共卫生人才时，应加强与政府、企业和社会组织的合作，为学生提供实习和实践的机会。

2.高校与政府合作对于培养高质量公共卫生人才具有重要意义

首先，政府具有丰富的公共卫生资源和实践经验，可以为高校提供公共卫生领域的最新动态、政策法规等信息，指导高校优化课程设置和教学内容，确保人才培养与实际需求相匹配。同时，政府还可以为高校提供科研经费和项目支持，促进公共卫生领域的科技创新和人才培养。

其次，高校具有丰富的教育资源和科研实力，可以为政府提供公共卫生领域的智力支持，协助政府制定和实施公共卫生政策。此外，高校还可以通过与企业合作，开展产学研项目，将公共卫生领域的最新研究成果应用于实际工作，提高公共卫生人才的实践能力。

最后，高校与政府的合作有利于形成公共卫生人才培养的良性循环。政府对公共卫生人才的迫切需求，促使高校加大人才培养力度；高校的高质量人才培养，又能满足政府对公共卫生人才的需求。双方共同推动公共卫生事业的发展，为我国公共卫生体系建设提供有力支持。

高校与政府合作培养高质量公共卫生人才，是应对当前公共卫生领域挑战、保障人民身体健康和生命安全的重要举措。双方应充分发挥各自优势，加强合作，为我国公共卫生事业的发展贡献力量。

（二）合作目标与愿景

明确合作培育公共卫生人才的具体目标，如提升教育质量、增强实践能力等。设定合作的长远愿景，包括对公共卫生体系的长远影响。

接下来，各方应共同制订具体的合作计划，明确时间表和路线图。

1.在合作计划中的几个关键环节

第一，优化课程设置和教学内容。结合当前公共卫生领域的最新发展，对课程进行调整，使之更具针对性。增加实践环节，让学生在实际操作中掌握专业知识，提高解决实际问题的能力。

第二，加强师资队伍建设。通过引进、培养等途径，提升教师的专业素质和教育教学水平。鼓励教师参与公共卫生实践，使其不断提高自身能力，为学生提供更好的教育。

第三，建立健全实践教学基地。与公共卫生机构、医疗机构等建立紧密合作关系，为学生提供丰富的实践资源。同时，加强对实践教学基地的规范化管理，确保实践教学质量。

第四，加强国际交流与合作。与其他国家的高校和公共卫生机构开展合作，共享优质教育资源，提高人才培养的国际化水平。同时，引进国际先进的教育理念和管理模式，推动我国公共卫生教育的发展。

第五，注重学生的综合素质培养。除了专业知识和技能的学习，还要关注学生的沟通能力、团队协作能力、创新能力等综合素质的培养。通过举办各类活动，提高学生的综合素质，为他们在公共卫生领域的发展奠定坚实基础。

通过以上举措，有望实现公共卫生人才培养质量的提升，为我国公共卫生体系输送更多优秀的人才。同时，也要关注公共卫生领域的发展趋势，不断调整人才培养策略，以适应时代发展的需求。

2.在长远愿景方面，合作各方应关注公共卫生体系的整体发展，努力实现的目标

一是提高公共卫生服务的覆盖率和质量，使全体国民都能享受到高质量的公共卫生服务。

二是加强公共卫生基础设施建设，提高应对突发公共卫生事件的能力。

三是推动公共卫生科技创新，为防控疾病提供有力支持。

四是加强公共卫生政策研究，为政府决策提供科学依据。

五是培养一支专业化、高素质的公共卫生人才队伍，为我国公共卫生事业的发展提供有力保障。

通过各方共同努力，我国公共卫生人才培养将迈上新台阶，为全面提升国家公共卫生体系质量和应对全球公共卫生挑战作出积极贡献。

二、合作机制与实施策略

（一）合作机制构建

1.建立高效的沟通与协调机制

（1）定期会议：双方可以定期召开会议，了解项目进展情况，解决合作过程中遇到的问题。会议可以采用视频会议、电话会议等形式，以节省时间和成本。

（2）设立联络人：双方各自设立一名联络人，负责日常沟通和信息传递。联络人需具备良好的沟通能力和解决问题的能力，以确保信息的准确性和时效性。

（3）建立信息平台：双方可以共同搭建一个信息平台，如微信群、QQ群等，以便于实时沟通、共享文件和资料。此外，还可以使用项目管理软件，对项目进度进行统一管理和监控。

（4）重大事项提前沟通：在遇到重大事项时，双方应提前进行沟通，达成共识。重大事项包括项目调整、资金使用、人员变动等。

（5）跨部门协作：在项目执行过程中，双方应鼓励跨部门协作，以便更好地整合资源、提高工作效率。可以通过培训、交流等方式，提高员工的合作意识和能力。

2.权责分配

（1）资金管理：双方可以共同设立项目资金账户，按照约定的比例投入资金。资金使用应遵循预算管理原则，确保资金的合理分配和有效利用。

（2）项目执行：双方应根据项目特点和各自优势，明确分工，共同推进项目进展。在项目执行过程中，双方应保持密切沟通，及时解决存在的问题。

（3）成果共享：项目成果应按照约定的比例进行分配，确保双方都能获得合理的收益。在项目结束后，双方可以共同总结经验教训，为今后合作奠定基础。

（4）风险管理：双方应共同承担项目风险，并在合作协议中明确风险应对措施。在合作过程中，双方应及时识别和评估风险，确保项目的顺利进行。

通过以上措施，双方可以建立起高效的沟通与协调机制，实现资源的有效对接。同时，明确的权责分配有助于降低合作风险，提高项目成功率。在双方共同努力下，合作将取得丰硕的成果，实现共赢发展。

（二）实施策略与方法

为了提升合作效果，可以采取以下具体的合作策略：

1.课程开发

在当前全球公共卫生形势严峻的背景下，有必要对公共卫生课程进行深度改革，以应对不断变化的健康挑战。为此，提出以下三点建议，以合作开发新的公共卫生课程或更新现有课程，确保课程内容的前瞻性和实用性。

首先，需要引入跨学科的课程设计。公共卫生作为一个跨学科的领域，应该与其他相关领域（如环境科学、社会学、医学等）紧密结合，共同探讨健康问题的根源和解决方案。通过跨学科的课程设计，学生可以全面了解公共卫生的各个方面，提高分析和解决问题的能力。此外，这也有助于培养具有多学科知识背景的公共卫生人才，以应对复杂多变的公共卫生问题。

其次，建议邀请行业专家参与课程设计和教学。行业专家在公共卫生领域具有丰富的实践经验和专业知识，他们对课程内容的需求和实际应用有深刻的了解。通过参与课程设计和教学，行业专家可以确保课程内容与实际工作紧密结合，提高课程的实用性和针对性。同时，这也为学生提供了与行业专家交流学习的机会，有助于提升学生的实践能力和专业素养。

最后，还应关注课程内容的前瞻性。公共卫生领域不断涌现出新的理论和方法，如大数据、人工智能等技术在疫情防控中发挥了重要作用。课程内容应及时更新这些前沿知识和技能，以培养学生的创新意识和应变能力。此外，课程还应注重培养学生的国际视野，使学生了解全球公共卫生问题的现状和发展趋势，为我国公共卫生事业作出贡献。

通过以上三点建议，可以使公共卫生课程更具前瞻性和实用性，更好地培养适应时代发展和公共卫生需求的优秀人才。这不仅有助于提升我国公共卫生事业的整体水平，也有利于为全球公共卫生事业作出贡献。让携手合作，共同为公共卫生课程改革贡献力量。

2.实习实训基地建设

在现代教育体系中，理论知识和实践经验的重要性不言而喻。为了让学生在医学领域获得充足的实践经验，需要与医疗机构、公共卫生机构、研究机构等建立紧密的合作关系，打造实习实训基地。这样，学生可以在实际工作环境中将理论知识付诸实践，提高他们的专业素养和技能水平。

首先，需要制定严谨的实习实训标准和指导方案。这些标准和指导应涵盖实习过程中的各个环节，确保学生在实习期间能够获得高质量的学习体验。此外，还应根据行业发展和实际需求，不断调整和优化实习内容，使之更具针对性和实用性。

其次，在学生实习期间，要为他们提供全方位的实习指导和支持。这些指导和支持应包括：临床技能培训、职业道德教育、团队协作能力培养等。通过这些指导，学生可以将理论知识更好地应用于实际工作中，提高他们解决问题的能力和应变能力。

此外，还应注重学生的心理健康和职业发展规划。通过心理咨询、职业规划课程等形式，帮助他们树立正确的职业观念，明确职业目标，激发他们的工作热情。同时，还应关注学生的职业成长，为他们提供持续的职业发展支持。

最后，要加强对实习实训基地的管理和评价。通过定期对实习基地进行评估，确保实习质量和学生满意度。对于表现优秀的实习基地，应给予表彰和奖励，鼓励他们继续为学生提供高质量的实习机会。

通过与医疗机构、公共卫生机构、研究机构等建立实习实训基地，为学生提供实践经验，可以培养出更多具备高素质、高技能的医学人才。这不仅有利于提升我国医学教育水平，也有利于满足社会对优质医疗服务的需求。让共同努力，为打造世界级的医学人才培养平台而奋斗。

3.师资培训

为了提升教育质量，我国高度重视师资培训工作，积极采取一系列措施来增强教师的教学能力和专业知识。

首先，组织定期的师资培训是提高教师素质的重要途径。这类培训活动旨在帮助教师更新教育观念、掌握先进教学方法和技能，从而提高课堂教学效果。培训内容丰富多样，涵盖教育政策、学科知识、教育技术等多个方面，以满足教师专业发展的需求。

其次，鼓励教师积极参与学术会议、研讨会和研究项目，有助于保持教学内容的更新和前沿性。这类活动为教师提供了一个展示研究成果、交流教学心得的平台，激发教师不断追求学术进步，将最新研究成果融入教学中，为学生提供更加丰富、前沿的知识体系。

此外，建立教师交流和合作平台也是促进教师之间经验分享和合作的重要手段。这个平台可以是一个线上论坛、研讨会或者座谈会，让教师有机会分享教学心得、讨论教学难题，相互学习、共同成长。教师之间的合作还可以促进教育教学改革，创新教学方法，为提升教育质量奠定坚实基础。

通过组织定期师资培训、鼓励教师参与学术会议和研讨会、建立教师交流与合作平台等措施，有助于提高教师的教学能力和专业知识，保持教学内容的更新和前沿性，为培养新时代优秀人才奠定坚实基础。同时，教师也应树立终身学习理念，不断提升自身综合素质，为我国教育事业发展贡献自己的力量。

4.在线教育平台

随着科技的发展和互联网的普及，在线教育平台已经成为教育领域的一大趋势。利用这些平台，可以为学生提供远程课程，让他们能够根据自身的时间和地点进行学习。这种教学方式具有极高的灵活性，能够满足不同学生的个性化需求。

为了提高学生的参与度和学习效果，应开发互动式在线课程。这些课程可以包括虚拟实验室、在线讨论区、视频讲座等形式。在虚拟实验室中，学生可以进行实时的实验操作，提高实践能力；在线讨论区则为学生提供了一个交流学术观点和分享学习心得的平台；视频讲座则可以让学生随时随地观看，方便他们巩固和拓展知识。

此外，还应充分利用在线教育平台进行教学评估和数据分析。通过实时监测学生的学习进度和理解程度，教师可以针对性地调整教学策略，为学生提供更加精准的帮助。同时，这些数据也可以为教育部门提供参考，以便优化教育资源配置和提高教育质量。

在我国，越来越多的学校和机构已经开始重视在线教育的发展。政府也出台了一系列政策，鼓励和支持在线教育平台的建设和发展。通过不断创新和完善，有信心让在线教育成为我国教育事业发展的新引擎，为广大学子提供更加优质、便捷的教育资源和服务。

利用在线教育平台提供远程课程、开发互动式在线课程以及进行教学评估和数据分析，是提高教育质量和满足学生个性化需求的有效途径。应该充分挖掘在线教育的潜力，为我国教育事业的发展贡献力量。

三、评估与持续改进

（一）合作成效评估

设计一个全面的评估体系对于衡量合作项目的成效至关重要。

1.设计评估体系

（1）定量和定性指标

在教育领域，评价一个课程或项目的成功与否，通常需要关注两大类指标：定量化指标和定性化指标。这两大类指标各自涵盖了许多重要的评估维度，可以帮助全面了解课程或项目的实际效果。

第一，定量化指标主要关注可以量化的成果，包括但不限于以下几个方面：

①参与人数：反映了对课程或项目的兴趣和认可度。参与人数的多寡可以说明课程或项目的吸引力和影响力。

②课程完成率：衡量了学生在课程中的坚持性和完成情况。高完成率意味着学生对课程的满意度较高，也可能说明课程内容设置合理、教学方法有效。

③考试成绩：评价学生在课程中所学知识的掌握程度。通过分析考试成绩，可以了解课程目标的达成情况，并为教学改进提供依据。

④技能掌握程度：衡量学生在课程中所学技能的应用能力和实践效果。可通过实际操作、作品展示等方式检验学生的技能掌握程度。

⑤实习表现评分：评价学生在实习过程中的表现。实习表现评分可以反映课程理论与实践相结合的效果，以及学生在工作场所的适应能力。

⑥就业率：衡量课程或项目对毕业生就业的帮助程度。高就业率意味着课程或项目在提升学生就业竞争力方面取得了较好成果。

第二，定性化指标则关注难以量化但同样重要的方面，包括：

①学生满意度：了解学生对课程或项目的满意程度，有助于识别优点和不足，为课程改进提供方向。

②教师满意度：评估教师在课程或项目中的教学效果，以及与学生、合作方的合作关系。教师满意度有助于提高教学质量，提升教育水平。

③合作方满意度：衡量合作方对课程或项目的认可程度，与合作方保持良好关系有助于课程或项目的可持续发展。

④反馈和建议：收集学生、教师和合作方的意见和建议，为课程或项目的优化提供参考。

⑤项目的影响和可持续性：评价课程或项目对社会和行业的影响，以及在未来能否持续发展。

⑥合作关系的稳定性：考察课程或项目中合作关系的长久程度，稳定的合作关系有助于课程或项目的顺利进行。

通过定量和定性指标的综合评估，可以更全面、客观地了解课程或项目的实际效果，为教育改革和发展提供有力支持。在实际操作中，教育工作者和相关部门应根据具体情况，合理设置评价指标，确保课程或项目的成功实施。

（2）评估工具

调查问卷：为了全面了解项目在学生、教师和合作方之间的接受程度和评价，设计了一份针对性强的调查问卷。这份问卷涵盖了项目实施过程中的各个环节，包括课程设置、教学方法、师资力量、合作效果等方面。通过收集和分析问卷数据，可以更准确地了解项目在各个层面的实际表现。

观察和访谈：为了深入了解项目实施的具体情况，进行了直接的现场观察和深度访谈。观察过程中，关注项目实施的各个环节，如教学活动、师生互动、合作方参与等。访谈对象包括学生、教师和合作方代表，通过他们的亲身经历和感受，可以更全面地掌握项目的实际情况。

案例研究：在众多成功和失败案例中，选择了具有代表性的案例进行深入剖析。通过对这些案例的详细分析，可以了解到项目在不同背景、条件和环境下所产生的实际影响。这种实证研究方法有助于发现项目的优势和不足，为今后类似项目的实施提供有益的借鉴。

综合分析：在收集和分析了调查问卷、观察和访谈及案例研究的数据后，再进行综合分析。通过对各项数据的梳理和对比，可以得出项目实施的整体成效和存在的问题。据此，将为项目改进提出具体的建议和措施，以期提高项目的质量和满意度。

总结：通过调查问卷、观察和访谈及案例研究等多种研究方法，全面了解了项目在学生、教师和合作方之间的看法和反馈。在此基础上，发现了项目的优势和不足，并提出了针对性的改进措施。这将有助于推动项目的持续发展，提高教育质量和合作效果。

（3）评估周期

在项目的实施过程中，评估是至关重要的环节。有效的评估可以帮助及时发现项目中的问题，以便及时调整策略，保证项目的顺利进行。根据项目特点和外部环境，可以将评估分为定期评估和动态评估两大类。

①定期评估

定期评估是指在项目实施过程中，设定固定的评估周期，对项目进行全面评估。这种评估方式有利于系统地、全面地了解项目的进展情况，及时发现项目中存在的问题，并为下一阶段的工作提供有益的指导。例如，学校可以每学期对教育教学工作进行一次全面评估，企业可以每年对经营状况进行一次全面评估。

定期评估的优点在于：

a.有助于项目参与者明确目标，提高工作效率；

b.有助于项目组织者掌握项目整体状况，合理配置资源；

c.有助于及时发现并解决项目中的问题，降低风险。

然而，定期评估也存在一定的局限性，如评估周期较长，可能导致问题发现和解决的不及时。因此，在实际应用中，需要结合项目实际情况，合理设置评估周期，以确保评估的准确性和有效性。

②动态评估

动态评估是指在项目实施过程中，根据项目进展和外部环境的变化，进行实时评估和调整。这种评估方式具有灵活性，可以迅速应对项目中的突发情况，确保项目的顺利进行。例如，在科研项目中，研究人员可以根据实验数据和理论分析，不断调整研究方法和实验方案；在企业经营中，可以根据市场变化，及时调整产品策略和营销策略。

动态评估的优点在于：

a.提高项目响应速度，迅速应对外部环境变化；

b.有助于项目参与者及时调整工作方向，提高工作效率；

c.有助于项目组织者把握项目风险，制定有效应对措施。

然而，动态评估也存在一定的局限性，如评估过程较为烦琐，可能导致项目成本的增加。因此，在实际应用中，需要权衡动态评估的利弊，合理运用动态评估方法，确保项目的成功。

定期评估和动态评估是项目实施过程中不可或缺的环节。在实际操作中，需要根据项目特点和外部环境，灵活运用这两种评估方式，确保项目的顺利进行。同时，还需要注重评估结果的运用，为项目的持续改进提供有力支持。只有这样，才能在激烈的市场竞争中立于不败之地，实现项目的成功。

2.分析评估结果

（1）数据收集和整理：收集来自调查问卷、观察和访谈的数据，并进行整理和分析。

（2）结果解释：将数据结果与项目目标和预期效果进行比较，解释实际成效与预期之间的差异。

（3）优势识别：识别合作过程中的成功因素，如有效的沟通机制、高质量的教学资源、积极的合作伙伴关系等。

（4）不足识别：识别合作过程中的问题和挑战，如资源分配不均、协调机制不完善、合作方参与度不足等。

（5）报告撰写：编写评估报告，总结评估结果，并提出改进建议。

通过设计一个全面的评估体系，并定期进行分析，可以有效地衡量合作项目的成效，识别优势与不足，从而为项目的持续改进和优化提供依据。这有助于确保合作项目能够达到预期目标，提高项目的质量和影响力。

（二）持续改进与创新

在合作项目中，充分重视评估反馈的重要性，它不仅可以帮助全面了解项目的运行状况，还可以为工作提供改进的方向和依据。根据评估反馈，提出了一系列具体的改进措施，旨在优化合作机制和策略，使得工作更加高效、有序。

首先，认识到，合作机制和策略的优化是一个持续的过程，需要不断调整和适应。因此，积极探讨如何通过持续创新来适应公共卫生领域的新发展和变化。这包括对现有合作模式的反思和调整，以适应不断变化的工作需求；也包括积极引入新的合作方式和工具，以提升合作效率和质量。

其次，重视人才培养和知识积累。只有拥有专业知识和技能的团队，才能应对公共卫生领域的新发展和变化。因此，加强了内部培训和外部交流，提升团队的专业素养和应对能力。

最后，强化了合作伙伴关系。良好的合作伙伴关系是应对公共卫生领域新发展和变化的重要保障。通过定期召开合作伙伴会议，共享信息和资源，共同解决问题，增强了合作伙伴的凝聚力和合作效率。

第三节　政策支持与资源配置优化

一、政策支持框架的构建与实施

（一）政策制定与目标导向

政府在制定公共卫生人才培养政策时，应遵循以下指导原则和目标：

1.指导原则

在当前全球公共卫生形势严峻的背景下，公共卫生人才培养政策的制定应遵循以下四个原则：科学性、前瞻性、公平性和协同性。

首先，科学性是公共卫生人才培养政策的基础。政策应基于科学研究和实证数据，确保人才培养的质量和有效性。这意味着政策制定者需要密切关注公共卫生领域的最新研究成果，以确保政策内容的科学性和实施的可行性。同时，政策制定者还应充分考虑公共卫生人才的实际需求，以提供有针对性的培养方案。

其次，前瞻性是公共卫生人才培养政策的关键。政策应充分考虑未来公共卫生领域的挑战和需求，培养具有适应性和创新能力的公共卫生人才。这意味着政策制定者需要具备远见卓识，预判未来公共卫生发展趋势，从而确保人才培养政策的持续性和有效性。此外，政策还应鼓励学生积极参与科研项目，以提高其创新能力和实践经验。

再次，公平性是公共卫生人才培养政策的基石。政策应确保人才培养的机会公平，为所有有能力和意愿的学生提供平等的教育机会。这意味着政策制定者需要关注教育资源的分配，消除地域、性别、经济等方面的歧视，确保每个具备潜力的学生都能得到充分的培养。同时，政策还应注重教育质量的全面提升，以提高公共卫生人才的整体水平。

最后，协同性是公共卫生人才培养政策的重要原则。政策应促进跨部门、跨领域的合作，整合各方资源和力量，共同推动公共卫生人才培养。这意味着政策制定者需要建立健全合作机制，鼓励各级政府、高校、科研院所、医疗机构等共同参与公共卫生人才培养工作。此外，政策还应加强国际合作与交流，借鉴先进国家的人才培养经验，为我国公共卫生人才培养提供更多支持。

只有遵循科学性、前瞻性、公平性和协同性的原则，我国公共卫生人才培养政策才能真正发挥应有的作用，为我国公共卫生事业的发展提供有力支持。在未来的政策制定过程中，各方应共同努力，为我国公共卫生人才培养创造更加有利的环境，助力我国公共卫生事业的繁荣。

2. 目标

培养具有全面专业知识、技能和素质的公共卫生人才。

提升公共卫生人才的实际操作能力和创新思维能力。

增强公共卫生人才的国际视野和跨文化交流能力。

促进公共卫生人才在实际工作中的应用和转化能力。

公共卫生是关系到国家民生的大事，公共卫生人才的培养对于我国的公共卫生安全具有举足轻重的作用。

首先，培养具有全面专业知识、技能和素质的公共卫生人才。这包括基础理论知识的学习，如流行病学、卫生统计学、环境医学等；同时也不能忽视实际操作能力的培养，如卫生监督、疾病预防控制、应急处理等。此外，还要注重公共卫生人才的综合素质培养，如沟通能力、团队协作能力、领导力等。

其次，提升公共卫生人才的实际操作能力和创新思维能力。实际操作能力是公共卫生人才的核心能力之一，只有具备扎实的实际操作能力，才能在公共卫生事件发生时迅速做出反应，有效遏制疫情的蔓延。创新思维能力则是推动公共卫生事业发展的重要动力，通过创新思维，可以不断探索新的防治手段，提高公共卫生服务的质量和效率。

再次，增强公共卫生人才的国际视野和跨文化交流能力。在全球化背景下，公共卫生问题已经成为一个国际性的问题。具备国际视野的公共卫生人才，可以更好地了解国际公共卫生动态，借鉴国际先进经验，为我国公共卫生事业的发展提供有益参考。同时，跨文化交流能力也是公共卫生人才必备的能力，只有具备良好的跨文化交流能力，才能在全球公共卫生合作中发挥积极作用。

最后，促进公共卫生人才在实际工作中的应用和转化能力。公共卫生人才的培养最终要服务于我国的公共卫生事业，因此，在培养过程中，要注重理论与实践相结合，培养公共卫生人才在实际工作中的应用和转化能力。这不仅包括在实验室里的研究能力，更包括在现场防控、政策制定、项目管理等方面的实际操作能力。

我国公共卫生人才的培养是一项系统工程，需要从多个层面进行全方位的培养。只有这样，才能为我国的公共卫生事业提供有力的人才支持，确保我国公共卫生安全。

政策如何促进高校与政府之间的协同合作：

1.政策支持和引导

政府通过制定相关政策和规划，为高校提供明确的发展方向和目标，引导高校根据公共卫生领域的需求培养人才。

2.资源共享

政府可以与高校共享公共卫生领域的资源，如研究设施、数据和专家团队，以支持高校的教学和科研工作。

3.合作平台

政府可以与高校共同建立合作平台，如公共卫生研究基地、实习实训基地等，促进双方在人才培养、科研和应用方面的合作。

4.政策激励

政府可以通过提供资金支持、税收优惠、科研资助等激励措施，鼓励高校参与公共卫生人才培养和科研工作。

5.政策反馈

政府应定期收集高校在公共卫生人才培养方面的反馈和建议，及时调整和优化政策，以促进高校与政府之间的协同合作。

通过以上措施，政府可以与高校建立紧密的合作关系，共同推动公共卫生人才培养的发展，提高公共卫生人才的质量和能力，以应对未来公共卫生领域的挑战。

（二）政策工具与激励机制

政府可以通过多种政策工具来支持公共卫生教育。

1.财政补贴

政府在推动公共卫生教育事业方面可以采取多种直接和有效的措施。

首先，政府可以提供直接的财政补贴，以支持公共卫生教育项目的开展。这些项目包括建设实验室、购买教学设备以及开发新课程等，这些都是提升公共卫生教育质量的重要手段。

其次，政府应对公共卫生教育机构提供运营补贴，这样可以减轻这些机构的财务压力，使他们能够更好地专注于教育质量的提升。运营补贴可以用于改善教学环境、提升教学设施，以及引进优秀的教学人员，从而确保教育质量的稳定和提高。

再次，政府还可以通过提供奖学金或助学金的方式，鼓励更多学生参与公共卫生教育。这对于降低学生的学习负担，提高他们的学习积极性具有重要作用。同时，这也能够吸引更多优秀人才投身于公共卫生事业，为我国公共卫生体系的建设和完善提供有力的人力资源支持。

最后，政府通过直接财政补贴的方式，既可以支持公共卫生教育项目的开展，又可以减轻公共卫生教育机构的财务压力，同时还能够鼓励更多学生参与公共卫生教育。这三管齐下的措施，将有力推动我国公共卫生教育事业的发展，为我国公共卫生体系的建设和完善奠定坚实的基础。

在实施这些政策的过程中，政府还需要密切关注公共卫生教育的发展态势，根据实际情况调整和完善相关政策，以确保公共卫生教育能够真正为我国公共卫生事业的发展提供有力支持。同时，政府还需加强对公共卫生教育机构的监管，确保补贴资金的合理使用，防止滥用和浪费，真正发挥出补贴资金的作用。

通过实施上述政策，我国政府将能够在财政支持方面为公共卫生教育事业提供有力保障，进一步推动我国公共卫生教育事业的发展，为提高全民健康水平，构建健康中国作出积极贡献。

2.税收优惠

公共卫生教育在我国社会发展与人民健康保障中扮演着举足轻重的角色。为了进一步加强公共卫生教育事业，政府可以采取一系列政策措施，激发社会各界对公共卫生教育的关注与支持。

第一，对公共卫生教育机构提供税收减免，以鼓励更多机构参与公共卫生教育事业。这样一来，机构可以充分利用政策优势，加大对教育资源的投入，进一步提高公共卫生教育质量。此外，减免税收政策也有利于吸引更多优秀人才投身公共卫生教育事业，为我国培养一批批专业素质高的公共卫生人才。

第二，对捐赠给公共卫生教育项目的个人或企业提供税收优惠，以鼓励社会资本的投入。这一举措有利于拓宽公共卫生教育的资金来源，促进教育事业的健康发展。同时，税收优惠政策可以激发社会责任感，促使更多企业和个人关注并支持公共卫生教育事业，形成政府、企业、社会共同参与的发展格局。

第三，政府还可以通过设立公共卫生教育专项基金，对有突出贡献的个人和机构给予奖励。这样一来，不仅可以激发社会各界对公共卫生教育的关注，还可以提升公共卫生教育事业的社会地位，增强其吸引力。

第四，政府应加强对公共卫生教育政策的宣传力度，提高全民对公共卫生教育的认识。通过媒体、网络等渠道，普及公共卫生知识，提高公众的健康素养，形成全民关注、参与公共卫生教育事业的良好氛围。

第五，政府应加强与国内外公共卫生教育机构的合作与交流，引进先进的教育理念和管理经验，提高我国公共卫生教育的国际竞争力。同时，鼓励国内公共卫生教育机构开展国际交流与合作，拓宽学生的国际视野，培养具有国际竞争力的公共卫生人才。

通过实施税收减免、优惠政策，激发社会各界对公共卫生教育的关注和支持，我国公共卫生教育事业有望得到长足发展。在此基础上，还需不断完善政策体系，创新教育模式，提高教育质量，为我国公共卫生事业提供有力支撑。

3.激励机制

为了进一步加强公共卫生教育，提高公众对公共卫生知识的掌握和认识，我国政府积极倡导并推动了一系列有关公共卫生教育的政策和措施。其中，建立奖励制度、提供职业发展机会以及建立产学研合作机制等举措，旨在激励更多个人和团队投身于公共卫生教育事业，为提升公共卫生水平作出贡献。

首先，建立奖励制度对于在公共卫生教育领域作出突出贡献的个人或团队给予表彰和奖励，是对他们辛勤工作的肯定和鼓励。这一举措有助于激发教育工作者的工作热情，进一步推动公共卫生教育事业的发展。通过设立各类奖项，如突出贡献奖、优秀教育工作者奖等，将表彰那些在公共卫生教育一线努力奋斗、无私奉献的个人和团队，让他们的付出得到应有的回报和尊重。

其次，提供职业发展机会，如晋升机会、国际交流项目等，有助于吸引更多优秀人才投身于公共卫生教育事业。晋升机会可以让教育工作者在事业上看到更大的发展空间，进一步激发他们的工作积极性。同时，国际交流项目可以让他们接触到国际前沿的公共卫生理念和实践，从而不断提高自身的教育教学质量，培养更多具备国际视野的公共卫生人才。

最后，建立产学研合作机制，鼓励高校与公共卫生机构、企业等合作，促进科研成果转化为教育内容。这一举措旨在推动公共卫生教育与实践的紧密结合，让学生在课堂上就能接触到最新的科研成果和公共卫生实践。同时，高校与公共卫生机构、企业等的合作还可以为学生提供更多实习和实践的机会，帮助他们将理论知识运用到实际工作中，提高解决实际问题的能力。

4.政策和规划支持

公共卫生教育作为提升公众健康素养、预防疾病发生的重要手段，在我国社会发展进程中具有举足轻重的地位。为了进一步加强公共卫生教育，提高其质量和效果，需要制定一套明确的发展规划和政策措施。

首先，在制定公共卫生教育发展规划时，要充分考虑到国家和社会的需求，以及教育发展的现状。规划应包括发展目标、阶段性任务、重点领域和关键技术等方面，确保公共卫生教育与国家发展战略相衔接。

其次，要明确公共卫生教育的发展目标和政策措施。发展目标应具有可衡量性、可行性和挑战性，以引导教育实践。政策措施则包括政策法规、经费投入、人力资源、教学资源等方面，为教育事业发展提供有力保障。

在此基础上，需要建立政策咨询和决策支持机制，为高校提供政策信息和决策建议。这一机制可以包括以下几个方面：

（1）设立专门的公共卫生教育研究机构，负责对教育政策、实践问题和未来发展进行研究，为政策制定提供科学依据。

（2）建立专家咨询委员会，邀请公共卫生、教育等领域专家参与政策研讨，为政策制定提供专业意见。

（3）加强高校与政府、企业、社会组织的合作，共同推进公共卫生教育改革与发展。

（4）建立健全公共卫生教育质量监测体系，定期对教育成果进行评估，为政策调整提供依据。

（5）加强国际交流与合作，借鉴发达国家公共卫生教育的成功经验，促进我国公共卫生教育水平的提升。

通过以上举措，有信心推动我国公共卫生教育事业发展，为全民健康素养提升和公共卫生体系建设贡献力量。同时，也要关注教育过程中存在的问题，及时调整政策措施，确保公共卫生教育发展始终适应国家和社会的需求。

制定公共卫生教育发展规划、明确发展目标和政策措施，以及建立政策咨询和决策支持机制，将有助于推动我国公共卫生教育事业迈上新台阶。要紧紧围绕这些目标和举措，为提升全民健康水平、构建健康中国贡献力量。

二、资源配置的优化策略

（一）资源评估与需求分析

进行公共卫生教育领域的资源评估是确保资源有效利用和项目成功的关键步骤。

1.人力资源评估

确定公共卫生教育领域的人力资源需求，评估现有人力资源的质量和数量，以及分析人力资源的分布和利用情况，是公共卫生教育发展的重要环节。

（1）确定公共卫生教育领域的人力资源需求

教师：公共卫生教育需要具备医学、流行病学、健康政策、环境健康等专业知识背景的教师。此外，教师还应具备良好的教学能力和沟通技巧。

研究人员：公共卫生领域的研究人员应具备较强的科研能力，能够在疾病防控、健康政策、健康传播等方面开展研究。

行政人员：行政人员应具备项目管理、沟通协调、创新能力等素质，以保证公共卫生教育项目的顺利进行。

（2）评估现有人力资源

质量和数量：通过调查问卷、访谈、数据分析等方法，了解现有人力资源的质量和数量，包括他们的专业背景、经验、技能和知识。

结构和分布：分析现有公共卫生教育领域的人力资源结构，如年龄、性别、学历、职称等，以及他们在不同地区、高校和学科领域的分布情况。

（3）分析人力资源的分布和利用情况

短缺和过剩：根据公共卫生教育领域的人力资源需求，分析现有人力资源的分布和利用情况，确定是否存在特定领域的短缺或过剩。

问题与挑战：识别现有人力资源在分布和利用方面存在的问题和挑战，如人才流失、人才断层、资源浪费等。

通过以上步骤，可以全面了解公共卫生教育领域的人力资源需求、现状和问题，为制定相关政策和措施提供依据，从而促进公共卫生教育领域的人力资源优化和可持续发展。

2.财力资源评估

公共卫生教育项目的财务状况评估是一项重要的工作，它涉及项目的持续性和效果。在这个评估过程中，需要关注三个主要方面：收入来源、支出结构和资金使用效率。

首先，要详细了解公共卫生教育项目的收入来源。这些来源包括政府的财政投入、社会捐赠、企业赞助等。政府的财政投入是项目资金的主要来源，其稳定性对项目的顺利进行至关重要。同时，也需要关注社会捐赠和企业赞助的变化趋势，以确保项目资金的稳定供应。

其次，要对公共卫生教育项目的支出结构进行分析。支出结构主要包括人力成本、物资采购、运营管理等。通过分析支出结构，可以了解项目资金的使用情况，判断资金是否投入到关键环节，以及是否存在浪费。此外，还要关注项目的成本效益，以确保项目在达到预期效果的同时，能够实现经济效益的最大化。

最后，需要评估资金使用效率。资金使用效率是指项目资金在使用过程中产生的效益与成本之间的比例。评估资金使用效率，就是要关注项目能否按照既定的目标和预期效果进行，以及资金管理是否透明和高效。在这个过程中，要关注项目的执行情况，监测项目进度，以确保项目能够按照计划顺利进行。同时，还要审查资金管理制度，确保资金使用的合规性和透明度。

在评估公共卫生教育项目的财务状况时，要从收入来源、支出结构和资金使用效率三个方面进行全面分析。这不仅有助于了解项目的财务状况，也有助于为项目提供更为有效的财务支持，确保项目能够持续、稳定地推进，为我国公共卫生事业作出更大贡献。

3.物力资源评估

公共卫生教育在当今社会的重要性不言而喻，为了确保教育的质量和效果，评估公共卫生教育所需的物质资源显得尤为重要。这些物质资源包括但不限于教学设施、实验室设备、图书资料等。在评估过程中，需要全面了解现有物力资源的状况，深入分析设备的现代化程度、维护状况和使用效率。

第一，要关注教学设施。公共卫生教育需要具备一定的教学场地，如教室、实验室、模拟病房等。这些场地的设施条件直接影响到学生的学习效果和教师的教学质量。因此，需要对教学设施进行评估，包括空间布局、通风条件、安全设施等方面。

第二，实验室设备是公共卫生教育的重要组成部分。实验室设备的功能和现代化程度直接关系到教学和科研的水平。在评估实验室设备时，要关注设备的种类、数量、性能、维护状况等方面，以确保学生能够接触到先进的实验设备，提高实践操作能力。

第三，图书资料是公共卫生教育中不可或缺的资源。图书馆应具备丰富的专业书籍、期刊、研究报告等，以满足师生在教学和科研中的查阅需求。在评估图书资料时，要关注图书馆的藏书量、更新速度、数字化资源等方面。

第四，在了解现有物力资源的状况后，需要分析设备的现代化程度、维护状况和使用效率。设备的现代化程度反映了教学和科研的先进性，维护状况直接关系到设备的正常运行，使用效率则体现了资源的最大化利用。通过对这些方面的分析，可以找出存在的问题和改进空间。

第五，根据评估结果，需要确定是否有必要更新或增加物力资源，以满足教学和研究的需求。在物力资源更新或增加的过程中，要充分考虑实际情况，制定合理的方案，确保教学和科研质量的提升。

对公共卫生教育所需的物质资源进行评估，有助于了解现状、发现问题、改进措施，从而为提高公共卫生教育的整体水平奠定基础。在评估过程中，要关注教学设施、实验室设备和图书资料等多个方面，确保评估结果的全面性和准确性。在此基础上，分析现有物力资源的状况，找出存在的问题和改进空间，最终为我国公共卫生教育事业的发展贡献力量。

4.资源配置现状与需求分析

在当前社会背景下，资源配置的现状成为人们关注的焦点。公共卫生教育领域作为社会发展的重要支柱，其资源配置情况直接影响到教育质量的高低。因此，对当前资源配置的现状进行分析，以评估资源是否均衡分配，以及是否存在资源浪费或不足的问题，显得尤为重要。此外，明确公共卫生教育领域的需求，包括教育质量的提升、课程内容的更新、研究能力的增强等，是推动教育领域持续发展的关键。

首先，分析当前资源配置的现状，可以从以下几个方面入手。一是人力资源，包括教师、研究人员和后勤人员等；二是物力资源，如教学设施、实验设备和图书资料等；三是财力资源，涉及教育经费的分配和使用情况。通过对这些资源的调查和分析，可以了解到公共卫生教育领域在资源配置方面的优势和不足。

其次，在评估资源配置是否均衡方面，需要关注以下几个指标。一是资源分配的公平性，确保各个单位和地区之间的资源差距在合理范围内；二是资源利用的效率，评估资源在使用过程中的浪费现象；三是资源需求的满足程度，分析现有资源是否能满足教育发展的需求。通过对这些指标的评估，可以进一步分析出公共卫生教育领域资源配置的失衡之处，为改进资源配置提供依据。

在此基础上，针对公共卫生教育领域的需求，可以从以下几个方面进行探讨。一是教育质量的提升，包括教学方法的改进、师资队伍的优化等；二是课程内容的更新，确保学生掌握最新的公共卫生知识，以适应社会发展的需要；三是研究能力的增强，鼓励教师和学生参与科研项目，提高公共卫生领域的创新能力。这些需求的满足有助于公共卫生教育领域的持续发展。

最后，分析当前公共卫生教育领域的资源配置现状，明确教育需求，有助于发现资源配置中的问题，为改进资源配置和提高教育质量提供参考。在此基础上，相关部门应积极采取措施，优化资源配置，提升公共卫生教育水平，为我国公共卫生事业的发展贡献力量。

5.确定优化方向

在资源评估和需求分析的基础上，需要深入探讨如何优化资源配置，以满足不断变化的需求和提高工作效率。

（1）明确资源配置优化方向

①资金投入：根据项目需求和预期目标，合理增加资金投入，为项目的顺利推进提供保障。此外，还需关注资金使用的效率，通过合理分配资金，降低成本，提高投资回报率。

②人力资源配置：优化人力资源配置，注重人才的培养和激励，提高员工的工作积极性和创新能力。同时，合理调整人员岗位，发挥个人专长，实现人力资源的最大化利用。

③物力资源更新：及时更新物力资源，提高设备的使用效率和效益。针对现有设备存在的问题，制定针对性的改进措施，确保设备处于良好的运行状态。

（2）提出改进措施

①增加资金投入：在项目启动阶段，确保资金充足，避免资金不足导致项目进度受阻。同时，加强对资金使用的监控，确保资金投入到关键环节，提高资金使用效率。

②优化人力资源配置：根据项目需求，合理配置人力资源，确保各个岗位有合适的人选。加强员工培训，提高员工的专业技能和综合素质。建立健全激励机制，激发员工的工作积极性。

③更新物力资源：定期对物力资源进行审查，及时更新陈旧、低效的设备。加强对设备维护保养，提高设备使用寿命和运行效率。

（3）制订实施计划

①制定时间表：明确项目各阶段的起止时间，确保项目按照既定时间节点推进。

②责任分配：合理分配各部门、各岗位的责任，确保各项工作有人负责。建立责任追究制度，强化责任意识。

③监测评估机制：建立一套完善的监测评估机制，对项目进度、资源使用情况等进行实时监控和评估。针对存在的问题，及时调整措施，确保项目顺利进行。

通过明确资源配置优化方向、提出改进措施和制订实施计划，可以实现资源的高效利用，为项目的成功推进提供有力保障。同时，要不断总结经验，不断完善和优化资源配置，以提高项目管理水平。

通过进行全面的资源评估，并分析资源配置的现状与需求，政府和教育机构可以确定优化方向，采取有效措施，提高公共卫生教育领域的资源利用效率，确保教育项目的成功实施。

（二）资源优化配置实践

为了优化公共卫生教育领域的资源配置，可以采取以下具体措施：

1.建立资源共享平台

公共卫生教育资源的共享平台建设的重要性。在当今时代，公共卫生问题已经成为全球关注的焦点。我国政府高度重视公共卫生事业的发展，投入大量资金和人力资源，以提高公共卫生水平和应对突发公共卫生事件的能力。然而，公共卫生教育资源分布不均、使用效率低的问题仍然较为突出。为了优化资源配置，提高教育质量，建立一个公共卫生教育资源的共享平台显得尤为必要。

（1）共享平台的意义

①整合各类公共卫生教育资源：通过建立共享平台，将各高校、研究机构和其他相关机构的教学资源、研究设施和专家人才进行整合，实现优势互补，提高教育质量。

②提高资源利用效率：通过网络平台，实现远程教学、在线课程和研究数据的共享，降低教育成本，使更多学生和工作者能够便捷地获取优质教育资源。

③促进学术交流与合作：共享平台有助于促进各机构之间的学术交流与合作，推动公共卫生领域的创新发展。

④应对突发公共卫生事件：在突发公共卫生事件发生时，共享平台可以迅速响应，提供有针对性的教育资源和支持，助力疫情防控和社会治理。

（2）共享平台的构建策略

①建立健全法律法规：制定相关法律法规，明确公共卫生教育资源共享的原则、范围和权益保障，为共享平台的建设提供法治保障。

②创新管理模式：探索灵活高效的管理模式，实现公共卫生教育资源的统一调配和优化配置。

③完善技术支持体系：利用现代信息技术，构建高效、稳定、安全的网络平台，保障远程教学、在线课程和研究数据的顺畅传输。

④加强人才培养和交流：通过共享平台，加强公共卫生领域的人才培养和交流，提高专业人才的综合素质和实践能力。

⑤深化国际合作：加强与国际公共卫生领域的合作，引进国外优质教育资源，提升我国公共卫生教育水平。

建立公共卫生教育资源的共享平台，有助于优化资源配置，提高教育质量，培养高素质的公共卫生人才，为我国公共卫生事业的发展奠定坚实基础。各级政府、企事业单位和社会各界应共同努力，推动公共卫生教育资源共享平台的建设，为构建健康中国作出贡献。

2.优化资金分配

资金分配是项目管理中至关重要的环节，它直接影响到项目的实施效果和成果。为了确保项目能够按照预期顺利进行，需要制定一套公平合理的资金分配机制。这套机制应当根据项目的实际需求和项目的重要性进行合理调整，使得每一个项目都能得到合适的资金支持。

首先，要重视项目的实际需求。每个项目在启动之初，都需要一定的资金投入来满足人员、设备、材料等方面的开支。因此，在制定资金分配方案时，要充分了解项目的需求，确保项目能够得到足够的资金支持。同时，还要关注项目的重要程度。有些项目对于我国科技进步、经济发展乃至民生改善具有重大战略意义，对这些项目给予优先保障，确保它们能够顺利进行。

其次，要鼓励和支持创新性项目和跨学科研究。创新是推动社会进步的重要力量，对于具有创新性的项目，要给予足够的关注和支持。这包括提供额外的资金扶持，以鼓励项目团队勇于突破、开拓创新。同时，跨学科研究具有很强的互补性和整合性，能够为解决复杂问题提供有力支撑。因此，要积极支持跨学科研究，促进各类资源的有效整合。

最后，还要建立健全资金分配的监管机制。对于资金分配过程，要进行严格监控，确保资金能够按照项目需求合理使用。对于违规使用资金的行为，要严肃查处，确保资金安全。同时，要定期对项目进行评估，根据项目的实际进展和成果，对资金分配进行动态调整。

制定公平合理的资金分配机制是保障项目顺利进行的重要手段。要根据项目的实际需求和重要性进行合理分配，重点支持创新性项目和跨学科研究。同时，加强资金分配的监管，确保资金使用的合规性和效率。

3.人力资源管理

建立人才数据库，记录公共卫生教育领域的人才信息，便于人才流动和合理配置为了更好地推动我国公共卫生教育领域的发展，提高公共卫生人才的综合素质，有必要建立一个完善的人才数据库。这个数据库将详细记录各类公共卫生教育领域的人才信息，包括人才的基本信息、教育背景、专业技能、工作经验和兴趣爱好等。通过这种方式，有助于实现人才信息的透明化，为人才流动和合理配置提供有力支持。

数据库的建立需要充分利用现代信息技术，如大数据、云计算等，确保数据的安全、准确和实时更新。同时，要注重保护人才隐私，遵守相关法律法规，确保数据使用的合法性和安全性。此外，还需设立专门的管理机构，负责数据库的日常运营和维护，确保数据库的高效运作。

提供培训和发展机会，提高现有人才的技能和专业知识。

在公共卫生教育领域，人才的培训和发展至关重要。为了提高现有人才的技能和专业知识，可以从以下几个方面着手：

（1）制订针对性的培训计划：根据人才的特点和需求，制订个性化的培训方案，包括线上课程、线下研讨、实地考察等多种形式。培训内容应涵盖公共卫生领域的最新动态、政策法规、前沿技术等，以满足人才在职业生涯不同阶段的需求。

（2）搭建交流平台：通过举办研讨会、论坛、座谈会等活动，为人才提供交流学术观点、分享实践经验的机会，激发创新思维，促进学术研究和实践的深度融合。

（3）加强国际合作与交流：与世界各地的公共卫生教育机构建立合作关系，开展联合培训、学术交流等项目，借鉴国际先进经验，提高我国公共卫生人才的国际视野和竞争力。

（4）鼓励继续教育：鼓励人才在职业生涯中不断追求进步，通过攻读硕士、博士学位，参加各类培训课程等方式，提高自身的专业素养和综合能力。

（5）营造良好的发展环境：为人才提供广阔的职业发展空间，关注人才的需求和成长，充分调动人才的积极性和创造性。

通过以上措施，有望提高我国公共卫生教育领域人才的综合素质，为我国公共卫生事业的发展贡献力量。同时，也有利于吸引更多优秀人才投身公共卫生教育事业，形成良性循环。

4.跨部门合作

公共卫生教育在我国的发展具有重要意义，它关乎人民健康、社会稳定和国家繁荣。为此，政府部门、教育机构、医疗机构、研究机构等应携手合作，共同推进公共卫生教育的发展。在这个过程中，建立跨部门协调机制显得尤为重要，它有助于各方之间的信息交流和资源共享，从而提高公共卫生教育的整体水平。

第一，政府部门应发挥主导作用，制定有利于公共卫生教育发展的政策措施。这包括加大对公共卫生教育的投入，提高公共卫生教育质量，支持相关科研项目，以及强化对公共卫生教育成果的转化与应用。同时，政府还需加强与各相关部门的沟通与合作，形成推动公共卫生教育发展的合力。

第二，教育机构作为公共卫生教育的重要载体，应不断完善课程体系，创新教学方法，提高师资水平，培养具备专业素养和实际操作能力的公共卫生人才。此外，教育机构还应关注社会需求，积极开展在职培训和继续教育，为公共卫生事业输送更多优秀人才。

第三，医疗机构在公共卫生教育中扮演着重要角色。它们应积极参与公共卫生教育宣传，增强公众的健康意识，同时，通过开展实证研究，为公共卫生政策制定提供科学依据。医疗机构还可以与教育机构合作，建立实践教学基地，为学生提供实习机会，提高他们的实践能力。

第四，研究机构在公共卫生教育中具有不可替代的地位。它们应致力于公共卫生领域的基础研究和应用研究，为政策制定提供智力支持。同时，研究机构要关注国内外公共卫生教育的发展动态，及时传播新知识、新技术，为我国公共卫生教育改革提供借鉴。

第五，为加强各部门之间的合作，可以建立跨部门协调机制，如定期召开会议、开展联合项目等。这些机制有助于各方充分交流信息，共享资源，共同推动公共卫生教育的发展。此外，还可以建立公共卫生教育联盟或伙伴关系，进一步拓宽合作领域和渠道。

政府部门、教育机构、医疗机构、研究机构等应共同努力，推动我国公共卫生教育的发展。通过建立跨部门协调机制，可以实现信息交流和资源共享，为提升公共卫生教育质量和培养高素质人才作出贡献。这不仅有利于保障人民健康，维护社会稳定，还能为国家繁荣发展奠定坚实基础。

5.政策支持和引导

在当前全球公共卫生事件的背景下，公共卫生教育的重要性越发凸显。为了提高公共卫生素质，提升公众对卫生保健的认识，我国政府积极制定相关政策，鼓励和支持公共卫生教育领域的资源优化和共享。此举旨在加强公共卫生教育体系的建设，提高公共卫生服务水平，为人民群众提供更好的健康保障。

首先，我国政府积极制定相关政策，鼓励各级院校、科研机构、医疗机构等在公共卫生教育领域开展合作。通过政策引导，推动各类资源在公共卫生教育领域中的优化配置，提高资源利用效率。同时，鼓励社会各界捐赠资金和物资，支持公共卫生教育事业的发展。

其次，我国政府提供政策和资金支持，促进公共卫生教育领域的国际合作和交流。通过与世界卫生组织（WHO）等国际组织及各国政府间的合作，引进国外先进的公共卫生教育理念和实践经验，提高我国公共卫生教育水平。同时，支持我国公共卫生教育机构开展国际学术交流，拓宽师生视野，提升我国公共卫生教育在国际上的影响力。

再次，我国政府还大力加强公共卫生教育设施建设，提高公共卫生教育质量。加大对公共卫生学院、实验室、实训基地等设施的投入，为师生提供良好的教学和实践环境。同时，支持公共卫生教育教材的研发和更新，确保教材内容与国际接轨，满足人才培养需求。

最后，我国政府注重发挥公共卫生教育在基层的作用，提高基层公共卫生服务能力。通过开展各类公共卫生教育培训项目，提升基层卫生工作者和服务对象的公共卫生知识水平，为基层公共卫生服务提供有力支持。

我国政府在制定相关政策、提供资金支持、加强国际合作、提高教育质量等方面，全方位推动公共卫生教育领域的发展。

三、政策与资源配置的持续改进

（一）监测与评估体系

在实施政策执行和资源配置的过程中，建立一套完善的监测与评估体系至关重要。这不仅有助于确保政策目标和资源投入的一致性，还能及时发现和解决实施过程中出现的问题，从而提高政策执行的效果和资源配置的效率。以下几点是对设计政策执行和资源配置的监测与评估体系的重要性的具体分析。

第一，定期评估有助于确保政策和资源配置的有效性。通过设立明确的评估指标和标准，可以对政策执行和资源配置的过程进行量化分析，从而更好地了解政策的实际执行情况和资源的实际配置状况。这有助于发现政策执行和资源配置中的不足之处，为改进政策提供依据。

第二，定期评估有助于发现政策执行和资源配置中的问题。在评估过程中，可以通过访谈、问卷调查、实地考察等多种方式，了解政策执行者和受益者之间的沟通和协作情况，掌握资源配置的实际效果，发现潜在的问题和风险。这将有助于及时调整政策执行和资源配置策略，避免问题扩大。

第三，定期评估有助于提高政策执行和资源配置的透明度。通过公开评估结果，可以让社会各界了解政策执行和资源配置的实际情况，提高政策的公信力和资源的利用效率。同时，公开透明的评估过程也有助于加强社会监督，促使政策执行者和资源配置者更加负责和高效地开展工作。

第四，定期评估有助于为政策改进和资源优化提供依据。通过对评估数据的分析，可以发现政策执行和资源配置中的优势和劣势，为政策制定者和执行者提供改进的方向和措施。同时，评估结果还可以为下一轮政策执行和资源配置提供参考，从而不断提高政策执行和资源配置的质量和效益。

第五，定期评估有助于促进政策执行和资源配置的持续优化。通过建立常态化的评估机制，可以确保政策执行和资源配置始终与时俱进，适应社会发展的需要。这将有助于我国政策体系的不断完善和资源配置效益的持续提升。

设计政策执行和资源配置的监测与评估体系，并通过定期评估确保政策和资源配置的有效性，是提高我国政策执行和资源配置效益的重要途径。只有建立健全的监测与评估体系，才能确保政策目标和资源投入的一致性，发现和解决问题，提高政策执行和资源配置的透明度，为政策改进和资源优化提供依据，促进政策执行和资源配置的持续优化。在此基础上，我国政策执行和资源配置的效益将不断提升，为全面建设社会主义现代化国家、实现中华民族伟大复兴的中国梦提供有力支撑。

（二）反馈与调整机制

卫生公共人才是保障我国人民群众身体健康的重要力量。在新时代背景下，如何提升卫生公共人才的职业素养，建立有效的反馈机制，以适应不断变化的社会需求，是高校、政府和行业共同关注的问题。

1.建立卫生公共人才职业素养培养反馈机制的重要性不容忽视

反馈机制能够帮助及时了解卫生公共人才的需求和不足，为培养高质量卫生人才提供数据支持。通过收集高校、政府和行业的意见和建议，可以更好地优化课程设置、教学方法和管理模式，提高卫生公共人才的职业素养。

2.构建反馈机制需要多方共同努力

高校作为卫生公共人才的培养基地，应关注学生的职业发展需求，加强与政府和行业的合作，共同探讨人才培养的有效途径。政府应充分发挥政策引导作用，对卫生人才培养给予充分的重视和支持。行业企业也要积极参与反馈机制的建设，为卫生公共人才提供实践锻炼的机会，提高其职业素养。

3.反馈机制的实施需要注重以下几个方面

（1）制定科学合理的调查问卷，确保反馈信息的准确性和全面性。问卷应涵盖课程设置、教学质量、实践能力、职业发展等方面，以全面了解卫生公共人才的需求和期望。

（2）定期开展座谈会、研讨会等活动，邀请高校、政府和行业代表共同探讨卫生公共人才职业素养培养的问题和对策。通过交流和研讨，形成共识，为政策调整和资源配置提供依据。

（3）建立信息化平台，实现数据共享和实时反馈。通过平台，高校、政府和行业可以实时了解卫生公共人才的培养情况，为培养方案的调整提供支持。

4.适时调整政策和资源配置策略

（1）优化课程设置，强化实践教学，提高卫生公共人才的实际操作能力。

（2）加强师资队伍建设，提升教师的教育教学水平和职业素养。

（3）深化校企合作，促进卫生公共人才与企业需求的紧密结合，提高其就业竞争力。

（4）强化卫生公共人才的职业道德教育，培养其敬业精神和责任感。

建立卫生公共人才职业素养培养反馈机制，有利于及时了解社会需求，培养高质量的卫生人才。通过不断调整政策和优化资源配置，将更好地服务于人民群众的健康需求，为我国卫生事业的发展贡献力量。

第四章 家庭—学校协同育人的重要性

第一节 家庭教育在公共卫生人才培养中的作用

一、家庭教育在公共卫生人才培养中的基础地位

（一）家庭教育的定义与重要性

在人类发展的旅程中，家庭教育如同晨曦中的第一缕阳光，悄然照亮了孩子们的心灵。它不仅是个人成长的摇篮，更是价值观塑造的基石。家庭，这个温馨的港湾，以其独有的方式，培养着孩子们的品德，塑造着他们的性格，影响着他们的一生。

家庭教育，首先是爱的教育。在家庭中，孩子们学会了关爱与被爱，学会了尊重与被尊重。这种情感的滋养，让他们的内心充满了温暖和安全感，也为他们日后在社会中与人交往打下了坚实的基础。家庭教育教会孩子们如何去爱，如何去理解他人的感受，如何去表达自己的情感。这些都是他们成为有责任感、有同情心的人的重要基石。

此外，家庭教育还传递着价值观。家庭是孩子们最初接触到的社会单位，父母的行为和言谈，家庭的规则和习惯，都在无形中影响着孩子们的价值观。在家庭中，孩子们学习到了什么是善，什么是恶；什么是

真，什么是假。这些价值观将伴随他们一生，指导他们在复杂的社会中作出正确的选择。

在公共卫生方面，家庭教育的作用同样不容忽视。家庭是孩子们最早接触到的健康教育的场所。在家庭中，孩子们学习到了如何保持个人卫生，如何养成良好的饮食习惯，如何预防疾病。这些都是他们形成公共卫生意识的基础。例如，饭前便后洗手、定期锻炼、健康饮食等习惯，往往都是在家庭中培养起来的。这些习惯的养成，对他们一生的健康都有着深远的影响。

家庭教育对公共卫生意识和行为习惯的形成有着初步的影响。在家庭中，父母可以通过言传身教，让孩子们了解到健康的重要性，了解到如何保护自己和他人的健康。这样的教育，将为孩子们日后的健康生活打下坚实的基础。

（二）家庭教育与公共卫生教育的关联

在人类文明的画卷中，家庭教育、学校教育和社会教育如同三原色，共同绘制出丰富多彩的教育图景。当它们相互融合，便能形成公共卫生教育的完整体系，为孩子们的健康成长提供全方位的保障。

家庭教育，作为孩子们最早接触的教育形式，它的影响深远而持久。家庭是孩子们学习如何与人相处、如何处理问题的第一个课堂。在家庭中，父母可以通过日常生活中的小事，如饮食、卫生习惯等，培养孩子们的公共卫生意识。例如，教导孩子们饭前便后洗手、定期锻炼、健康饮食等，这些都是公共卫生教育的重要内容。

学校教育，则是孩子们系统学习知识、培养能力的重要场所。在学校中，孩子们可以学习到更深入的公共卫生知识，了解健康的重要性，学习如何保护自己和他人的健康。学校可以通过课程设置、实践活动等方式，让孩子们在实践中学习和体验公共卫生的重要性。

社会教育，则是孩子们将所学知识应用于实际生活的场所。在社会中，孩子们可以通过参与公共卫生活动、社会实践等方式，将所学的公共卫生知识付诸实践，从而加深对公共卫生的理解和认识。

当家庭教育、学校教育和社会教育相结合，形成一个完整的公共卫生教育体系时，孩子们可以在不同的环境中学习和体验公共卫生的重要性，从而形成全面的公共卫生观念。

在培养公共卫生人才责任感和道德素质方面，家庭教育起着至关重要的作用。家庭是孩子们学习道德和价值观念的第一个场所。在家庭中，父母可以通过身教言传，培养孩子们的道德观念和社会责任感。例如，父母可以通过自己的行为，向孩子们展示如何关心他人、如何为社会作出贡献。这样的教育，将有助于培养孩子们的责任感和道德素质，为他们成为有责任感、有道德的公共卫生人才奠定基础。

二、家庭教育在公共卫生人才培养中的实践策略

（一）家庭教育内容的设计与实施

在家庭的温馨角落，家庭教育如细水长流，悄然塑造着孩子们的未来。在这个亲密的环境中，包含着丰富的公共卫生知识，如卫生习惯、疾病预防、健康生活方式等，这些知识如同宝藏，等待着父母与孩子们一同挖掘。

卫生习惯，是家庭教育的基石。父母可以通过日常生活中的小事，如饭前便后洗手、定期洗澡、刷牙等，培养孩子们的卫生习惯。这些看似简单的行为，却是预防疾病的重要手段。通过家庭教育的熏陶，孩子们将逐渐养成良好的卫生习惯，受益终身。

疾病预防，是家庭教育的重点。父母可以向孩子们传授如何预防常见疾病的知识，如流感、感冒、腹泻等。例如，教导孩子们在流感季节戴口罩、勤洗手，可以有效预防流感。此外，父母还可以向孩子们介绍疫苗接种的重要性，引导他们按时接种疫苗，以保护自己的健康。

健康生活方式，是家庭教育的灵魂。父母可以通过日常活动和家庭互动，引导孩子们树立健康的生活观念。例如，家庭可以一起参与户外运动，如散步、骑自行车、游泳等，让孩子们在运动中享受乐趣，增强

体质。在饮食方面，父母可以教导孩子们如何选择健康的食物，避免过多摄入油腻、高糖的食物，以保持身体健康。

将公共卫生教育融入家庭教育，需要父母的积极参与和榜样作用。父母可以通过家庭游戏、故事讲解等方式，让孩子们在轻松愉快的氛围中学习公共卫生知识。例如，父母可以和孩子一起玩洗手游戏，边唱歌边洗手，让孩子们在游戏中学习卫生习惯。此外，父母还可以利用生活中的实例，向孩子们解释公共卫生知识的重要性，如为什么要戴口罩、为什么要打疫苗等。

通过日常活动和家庭互动，公共卫生教育将不再枯燥乏味，而成为家庭生活的一部分。孩子们在父母的陪伴和引导下，将逐渐建立起正确的卫生观念，养成良好的卫生习惯，为自己的健康保驾护航。

家庭教育中应包含丰富的公共卫生知识，通过日常活动和家庭互动，将这些知识融入家庭教育，可以帮助孩子们树立正确的卫生观念，养成良好的卫生习惯，从而拥有健康的身体和快乐的生活。

（二）家庭教育与学校教育的协同

1.学校与家庭携手为孩子们的健康成长保驾护航

学校教育与家庭教育的紧密结合，能够形成强大的教育合力，为孩子们打造一个全方位、立体的教育环境。

首先，学校可以定期举办家长会，向家长传达公共卫生知识，增强家长的公共卫生意识。通过家长会，学校可以向家长传授如何培养孩子们的卫生习惯、预防疾病以及如何选择健康的生活方式等方面的知识。同时，学校还可以邀请家长参与公共卫生教育活动，如健康知识竞赛、疾病预防讲座等，让家长与孩子们一起学习公共卫生知识，共同增强公共卫生意识。

其次，学校可以与家庭共同开展实践活动，让孩子们在实践中学习和体验公共卫生。例如，学校可以组织孩子们参加社区志愿服务活动，如清洁社区环境、宣传健康知识等。在这些活动中，孩子们不仅能够将所学知识付诸实践，还能够培养自己的社会责任感和团队合作精神。同时，家长可以参与这些活动，与孩子们一起为公共卫生事业贡献自己的力量。

最后，学校可以与家庭共同关注学生的健康状况，建立健全的健康监测机制。学校可以定期开展健康体检，及时发现和预防学生常见疾病。同时，学校可以与家长保持密切沟通，共同关注学生的心理健康，为学生提供全方位的健康保障。

家长参与学校公共卫生教育活动的重要性不言而喻。家长的支持和参与，能够增强公共卫生教育的实效性，让孩子们在家庭和学校的共同熏陶下，养成良好的卫生习惯和健康的生活方式。

2.学校可以通过以下途径鼓励家长参与

（1）设立家长志愿者制度，邀请家长参与学校公共卫生教育活动，如健康讲座、运动会等。

（2）建立家长学校，定期举办公共卫生知识培训班，增强家长的公共卫生意识。

（3）利用社交媒体、家校联系平台等渠道，向家长推送公共卫生知识，方便家长随时了解和学习。

（4）鼓励家长参与学校公共卫生政策的制定和修订，让家长成为学校公共卫生工作的合作伙伴。

通过以上方式，学校与家庭可以形成紧密的合作关系，共同推进公共卫生教育，为孩子们的健康成长保驾护航。

三、家庭教育对公共卫生人才培养的长远影响

（一）家庭教育在塑造公共卫生人才职业素养中的作用

在培养公共卫生人才的漫长旅程中，家庭教育发挥着至关重要的作用。它不仅影响着孩子们的品德和价值观，还塑造着他们的沟通能力和团队协作精神。这些素质对于公共卫生人才来说，是应对公共卫生危机和挑战的宝贵财富。

首先，家庭教育在培养公共卫生人才的职业道德方面起着基础性作用。在家庭中，孩子们学会了尊重、关爱和分享，这些品质是他们日后成为有道德、有责任感的公共卫生人才的基石。父母通过言传身教，教导孩子们关心他人、为社会作出贡献，培养他们坚定的道德信念和强烈的社会责任感。

其次，家庭教育在培养公共卫生人才的沟通能力方面同样具有重要意义。在家庭中，孩子们学会了如何与人交流、如何表达自己的观点和感受。这种沟通能力的培养，使他们能够在未来的公共卫生工作中更好地与同事、患者和公众进行有效沟通，推动公共卫生工作的顺利进行。

再次，家庭教育还在培养公共卫生人才的团队协作精神方面发挥着重要作用。在家庭中，孩子们学会了与他人合作、分享成果，这些经验为他们日后在公共卫生领域中与他人共同应对公共卫生危机和挑战提供了有力支持。通过家庭教育，孩子们明白了团队协作的重要性，懂得如何在团队中发挥自己的优势，共同实现目标。

最后，在应对公共卫生危机和挑战方面，家庭教育为公共卫生人才提供了宝贵的准备。在家庭中，孩子们学会了面对困难和挑战时的应对策略，培养了坚韧不拔的意志和勇于担当的精神。这些品质使他们能够在公共卫生领域中，面对危机和挑战时保持冷静、果断，采取有效的措施应对。

家庭教育在培养公共卫生人才的职业道德、沟通能力和团队协作精神方面发挥着重要作用。通过家庭教育，公共卫生人才具备了应对公共卫生危机和挑战的坚实基础。因此，应该重视家庭教育在公共卫生人才培养中的作用，为孩子们的健康成长和未来发展奠定坚实基础。

（二）家庭教育与公共卫生政策的互动

在公共卫生政策的制定和实施过程中，家庭教育扮演着不可忽视的角色。它不仅影响着人们的健康观念和行为，还对社会公共卫生政策的普及和推广产生深远影响。

首先，家庭教育在培养人们的健康观念和行为习惯方面起着基础性作用。在家庭中，孩子们学会了如何保持个人卫生、如何养成良好的饮食习惯、如何预防疾病等。这些健康观念和行为习惯的形成，有助于推动公共卫生政策的制定和实施。例如，家庭教育中强调的洗手、戴口罩等卫生习惯，与公共卫生政策中的防疫措施不谋而合。

其次，家庭教育对公共卫生政策的制定和实施具有导向作用。在家庭中，父母的行为和观念对孩子产生深远影响。父母对公共卫生政策的认同和支持，有助于孩子们理解和接受这些政策。同时，父母可以通过与孩子的交流，反馈公共卫生政策在实际生活中的效果，为政策的调整和优化提供参考。

最后，家庭教育还在推动公共卫生社会化、普及化方面发挥着重要作用。在家庭中，父母可以通过与孩子的互动，传播公共卫生知识，增强家庭成员的公共卫生意识。这种意识的外延，有助于形成整个社会的公共卫生共识，推动公共卫生政策的普及和实施。例如，家庭教育中强调的健康生活方式、环保观念等，有助于培养孩子们的社会责任感，使他们成为公共卫生政策的积极传播者和践行者。

家庭教育对公共卫生政策的制定和实施具有重要影响。它不仅培养人们的健康观念和行为习惯，还对公共卫生政策的普及和推广产生推动作用。因此，应该重视家庭教育在公共卫生领域的作用，为构建健康社会贡献力量。

第二节　家校合作的策略与实施

一、家校合作的理论基础与重要性

（一）家校合作的定义与目标

家校合作是一种教育模式，指的是学校与家庭共同参与教育过程，共同为学生的成长和发展提供支持和指导。在公共卫生人才培养中，家校合作的目标是培养学生具备正确的公共卫生意识，养成良好的健康行为，使其在未来能够有效地应对公共卫生问题和挑战。

1.家校合作在公共卫生人才培养中的预期成果

（1）培养学生正确的公共卫生意识：通过学校教育和家庭教育的共同作用，使学生充分认识到公共卫生问题的重要性，理解个人行为对公共卫生状况的影响，从而在日常生活中养成有利于健康的行为习惯。

（2）养成良好的健康行为：家校合作可以帮助学生形成良好的生活习惯，如勤洗手、保持个人卫生、合理饮食、定期锻炼等，这些习惯对于预防疾病、维护身体健康至关重要。

（3）提高应对公共卫生问题的能力：通过家校合作，学生可以学习到应对公共卫生问题和挑战的知识和技能，如传染病防控、紧急情况应对等，以便在实际生活中能够有效地应对公共卫生问题。

2.家校合作对于学生健康行为养成和公共卫生意识提升的重要性

（1）强化教育效果：家校合作能够将学校教育和家庭教育有机结合，形成教育合力，使学生在不同环境中接受一致的教育，提高教育的效果。

（2）个性化教育：家校合作可以使教育更加个性化，根据学生的家庭背景、个性特点等因素，制订针对性的教育方案，帮助学生更好地发展。

（3）增强学生的参与度：家校合作鼓励学生参与教育过程，使学生成为公共卫生意识和健康行为养成的主体，从而提高他们的积极性和主动性。

（4）培养学生的社会责任感：家校合作通过引导学生参与公共卫生活动，培养他们的社会责任感，使其意识到个人行为对公共卫生状况的影响，从而积极参与公共卫生事业。

家校合作在公共卫生人才培养中发挥着重要作用。通过家校合作，可以培养学生的公共卫生意识和健康行为，提高他们应对公共卫生问题和挑战的能力，为构建健康社会贡献力量。

（二）家校合作的理论支撑

1.教育学、心理学等领域为家校合作提供了丰富的理论支持

这些理论依据有助于更深入地理解家校合作在促进学生全面发展，特别是公共卫生素养方面的作用。

首先，从教育学的角度来看，家校合作符合教育生态学的理念。教育生态学认为，学生的发展受到家庭、学校、社会等多方面因素的影响，只有这些因素相互协调、共同作用，才能促进学生的全面发展。家校合作正是通过加强家庭与学校之间的联系，形成一个有利于学生成长的教育生态环境。

其次，心理学领域也为家校合作提供了理论支持。例如，社会学习理论认为，学生的行为和认知发展是在社会环境中通过观察和模仿学习得到的。家校合作为学生提供了丰富的社会学习机会，使他们在家庭和学校两个不同的环境中学习到有利于健康发展的行为模式。

最后，马斯洛的需求层次理论也支持家校合作。该理论认为，人在满足了基本的生理和安全需求后，会追求社交、尊重和自我实现的需求。家校合作有助于满足学生这些需求，使他们感受到家庭的温暖和学校的关怀，从而促进其心理健康发展。

2.在家校合作促进学生全面发展，特别是公共卫生素养方面的理论依据

（1）共同培养：家校合作使家庭和学校共同参与到学生的教育过程中，为学生提供一致的教育目标和行为规范，有助于学生形成正确的公共卫生意识。

（2）个性化教育：家校合作可以根据学生的家庭背景、个性特点等因素，制定针对性的教育方案，使教育更加贴近学生的实际需求，提高教育的有效性。

（3）教育资源共享：家校合作可以使家庭和学校共享教育资源，如家长可以参与学校的教育活动，为学生提供实践经验；学校也可以邀请家长分享他们在公共卫生领域的知识和经验。

（4）培养社会责任感：家校合作通过引导学生参与公共卫生活动，培养他们的社会责任感，使其意识到个人行为对公共卫生状况的影响，从而积极参与公共卫生事业。

教育学、心理学等领域为家校合作提供了理论支持，这些理论依据有助于更好地理解家校合作在促进学生全面发展，特别是公共卫生素养方面的作用。通过家校合作，可以为学生创造一个有利于健康成长的教育环境，培养他们具备正确的公共卫生意识和健康行为。

二、家校合作的策略与实施方法

（一）家校沟通与信息共享

1.建立有效的家校沟通机制是确保学生健康成长的关键

（1）定期举办家长会：通过定期的家长会，学校可以向家长通报学生的学习和生活情况，同时家长也可以向学校反映学生在家庭中的表现和需求。这有助于家长和学校之间建立良好的沟通渠道，共同关注学生的成长。

（2）利用电子通信平台：学校可以建立微信群、QQ群、电子邮件等电子通信平台，方便家长及时了解学校的通知和活动，同时也可以方便家长与教师之间的单独沟通。

（3）设立家访制度：学校可以定期组织教师进行家访，与家长面对面交流，了解学生在家庭中的表现，同时也可以向家长提供教育建议和指导。

（4）开展家长学校活动：学校可以定期举办公开课、讲座、研讨会等活动，向家长传授教育知识和技巧，提高家长的教育素养。

（5）建立学生成长记录袋：学校可以为学生建立成长记录袋，记录学生在学校的表现和学习成果，同时也可以向家长提供学生在校的表现和进步。

2.家长了解公共卫生教育内容和学生在校表现的方式

（1）家长参与学校公共卫生教育活动：学校可以邀请家长参与公共卫生教育活动，如健康知识竞赛、疾病预防讲座等，让家长了解公共卫生教育的内容。

（2）定期发布公共卫生教育信息：学校可以通过家长会、电子通信平台、校园网等方式，定期向家长发布公共卫生教育信息，让家长了解学校在公共卫生教育方面的工作和成果。

（3）家长访问学校：学校可以定期组织家长参观学校，了解学生在学校的表现和学习成果，同时也可以让家长看到学校在公共卫生教育方面的工作和成果。

（4）学生成长记录袋：学校可以为学生建立成长记录袋，记录学生在学校的表现和学习成果，同时也可以向家长提供学生在校的表现和进步。

通过建立有效的家校沟通机制，如定期举办家长会、利用电子通信平台、设立家访制度等，可以让家长更好地了解公共卫生教育内容和学生在校表现。通过信息共享，家长可以更好地参与到学生的教育过程中，共同促进学生的健康成长。

（二）家校共同参与的公共卫生项目

家校共同参与的公共卫生教育活动是一种有效的方式，能够让学生在家庭环境中实践公共卫生知识。

1.健康主题的家庭作业

学校可以设计一些与公共卫生相关的家庭作业，如让学生调查家庭成员的健康习惯、制订健康饮食计划等。这样的家庭作业不仅能够让学生将所学知识应用到实际生活中，还能够鼓励家庭成员一起参与，共同增强公共卫生意识。

2.社区服务活动

学校可以组织学生参与社区公共卫生服务活动，如清洁社区环境、宣传健康知识等。在这些活动中，学生可以与家长一起为公共卫生事业作出贡献，同时也能增强自己的社会责任感和团队合作精神。

3.健康知识竞赛

学校可以举办健康知识竞赛，鼓励学生与家长一起参与。通过竞赛的形式，学生和家长可以学习到更多的公共卫生知识，同时也能够增强家庭成员之间的互动和合作。

4.健康讲座和研讨会

学校可以邀请专家举办健康讲座和研讨会，鼓励学生和家长一起参加。在这些活动中，家长和学生可以了解到更多关于公共卫生的知识和信息，从而增强自己的公共卫生意识。

这些家校共同参与的公共卫生教育活动能够促进学生在家庭环境中实践公共卫生知识。通过这些活动，学生可以将在学校学到的公共卫生知识应用到家庭生活中，与家庭成员一起养成良好的健康习惯，增强公共卫生意识。同时，这些活动也能够增强家庭成员之间的互动和合作，形成一个有利于学生健康成长的家庭环境。

三、家校合作成效评估与持续改进

（一）家校合作成效的评估方法

评估家校合作在公共卫生人才培养中的成效是至关重要的，它有助于了解家校合作的实际效果，从而不断改进合作策略，提高教育质量。

1.学生公共卫生知识掌握程度

评估学生对公共卫生知识的掌握程度，如传染病预防、健康生活方式等。这可以通过问卷调查、考试等方式进行。

2.学生健康行为养成情况

观察学生在家庭和学校中的健康行为表现，如勤洗手、合理饮食、定期锻炼等。这可以通过观察、访谈等方式进行。

3.家长公共卫生意识提升程度

评估家长对公共卫生知识的了解和重视程度，如对疫苗接种、健康饮食等问题的认识。这可以通过问卷调查、访谈等方式进行。

4.家长参与学校公共卫生教育活动的积极性

观察家长参与学校公共卫生教育活动的频率和质量，如参与健康讲座、家长会的次数等。这可以通过记录和访谈等方式进行。

5.学生公共卫生问题应对能力

评估学生在面对公共卫生问题和挑战时的应对能力，如传染病暴发时的应对措施等。这可以通过模拟演练、访谈等方式进行。

评估结果对改进家校合作策略具有重要的指导意义。通过评估，可以了解家校合作在哪些方面取得了成效，在哪些方面存在不足，从而有针对性地改进合作策略。例如，如果发现家长参与度不高，可以通过提高家长参与活动的便利性、增加家长感兴趣的议题等方式，提高家长参与的积极性。如果发现学生的公共卫生知识掌握程度不足，可以通过调整课程设置、加强教学等方式，提高学生的公共卫生知识水平。

评估家校合作在公共卫生人才培养中的成效，有助于了解家校合作的实际效果，从而不断改进合作策略，提高教育质量。通过评估，可以发现家校合作中的问题和不足，有针对性地进行改进，以更好地培养具备公共卫生素养的人才。

（二）持续改进与未来展望

1.调整家校合作策略

（1）增强家长教育和参与：如果评估结果显示家长参与度不高，学校可以通过举办公开课、讲座、研讨会等活动，增强家长的教育意识和参与度。同时，学校也可以通过社交媒体、电子邮件等渠道，定期向家长发送公共卫生教育信息，方便家长了解和参与。

（2）优化课程内容和教学方法：如果评估结果显示学生的公共卫生知识掌握程度不足，学校可以调整课程设置，增加公共卫生相关课程的比重，或者改进教学方法，采用更生动、互动的教学方式，提高学生的学习兴趣和效果。

（3）强化实践和体验环节：学校可以增加实践和体验环节，如组织学生参与公共卫生志愿服务活动，或者开展与公共卫生相关的实践活动，让学生在实践中学习和体验公共卫生知识，提高他们的实践能力和公共卫生意识。

2.未来家校合作在公共卫生人才培养中的发展趋势和潜在挑战

（1）技术驱动的合作方式：随着科技的发展，家校合作可能会更多地依赖于在线平台、社交媒体等工具，实现更高效、便捷的沟通和信息共享。

（2）跨学科的合作内容：公共卫生问题往往涉及多个学科，未来的家校合作可能会更多地涉及跨学科的合作内容，如公共卫生、数据科学、环境科学等。

（3）应对全球公共卫生挑战：随着全球公共卫生问题的日益突出，未来的家校合作可能会更多地关注如何培养具备全球视野的公共卫生人才，以应对全球性的公共卫生挑战。

（4）家长教育水平的差异：随着社会的发展，家长的教育水平可能存在更大的差异，这可能会给家校合作带来一定的挑战，学校需要更加关注如何满足不同家长的教育需求。

根据评估结果调整家校合作策略，有助于提高公共卫生教育的效果。未来家校合作在公共卫生人才培养中，可能会面临技术驱动的合作方式、跨学科的合作内容、应对全球公共卫生挑战等发展趋势，同时也需要关注家长教育水平的差异等潜在挑战。

第三节　家庭教育与学校教育的融合路径

一、家庭教育与学校教育在公共卫生教育中的互补性

（一）家庭教育在公共卫生教育中的角色

家庭教育在公共卫生意识和行为习惯培养中起着基础性的作用。在家庭中，孩子们最早接触到的教育就是来自父母和家人的言传身教。父母是孩子们的第一任老师，他们的行为和习惯会直接影响到孩子们。在家庭中，孩子们学会了如何保持个人卫生、如何养成良好的饮食习惯、如何预防疾病等。这些健康观念和行为习惯的形成，为孩子们日后的公共卫生意识和行为习惯的培养奠定了基础。

家庭教育为学校教育提供了支持和补充。首先，家庭教育帮助学校教育完成了基础性的教育任务。在家庭中，孩子们学会了基本的生活技能和行为规范，如良好的卫生习惯、礼貌待人等，这些都是学校教育的基础。其次，家庭教育为学校教育提供了个性化的教育环境。每个家庭都有自己独特的文化和价值观，这些都会影响到孩子们的行为和观念。学校教育可以在此基础上，进一步深化和拓展孩子们的知识和能力。最后，家庭教育为学校教育提供了实践的教育环境。在学校中，孩子们主要学习的是理论知识，而在家庭中，他们可以将这些理论知识应用到实际生活中，从而更好地理解和掌握这些知识。

家庭教育在公共卫生意识和行为习惯培养中起着基础性的作用，它为学校教育提供了支持和补充。通过家庭教育，孩子们学会了基本的生活技能和行为规范，为日后的公共卫生意识和行为习惯的培养奠定了基础。同时，家庭教育也为学校教育提供了个性化的教育环境，帮助学校更好地完成教育任务。

（二）学校教育在公共卫生教育中的系统性贡献

学校教育在公共卫生知识和技能训练方面具有重要作用。

1.学校可以提供系统的公共卫生知识和技能训练

（1）课程设置：学校可以将公共卫生知识融入课程体系，如设置专门的公共卫生课程，让学生系统地学习公共卫生知识。此外，学校还可以将公共卫生知识融入其他学科，如生物学、化学、社会学等，使学生在不同学科中都能够接触到公共卫生相关知识。

（2）实践活动：学校可以组织学生参与公共卫生实践活动，如开展健康知识竞赛、组织公共卫生志愿服务活动等。这些活动有助于学生将所学知识付诸实践，增强他们的公共卫生意识和技能。

（3）专业指导：学校可以邀请公共卫生领域的专家、学者到校举办讲座、研讨，为学生提供专业的公共卫生知识和技能指导。

（4）实习基地：学校可以与公共卫生机构、医院等建立合作关系，为学生提供实习基地，使学生在实际工作中学习和应用公共卫生知识和技能。

2.学校教育引导家庭教育，形成家校教育的协同效应的方式

（1）家长教育：学校可以定期举办公开课、讲座、研讨会等活动，向家长传授公共卫生知识，增强家长的教育意识和能力。

（2）信息共享：学校可以定期向家长通报学校在公共卫生教育方面的活动和成果，使家长了解学校教育的内容和进展。

（3）家校互动：学校可以邀请家长参与学校的公共卫生教育活动，如健康知识竞赛、疾病预防讲座等，增强家校之间的互动和合作。

（4）家庭实践项目：学校可以与家庭共同开展实践活动，如家庭健康计划、家庭疾病预防等，引导家长将学校教育内容应用于家庭生活，形成家校教育的合力。

学校教育可以通过设置公共卫生课程、组织实践活动、提供专业指导等方式，为学生提供系统的公共卫生知识和技能训练。同时，学校教育还可以通过引导家庭教育、加强家校互动等方式，形成家校教育的协同效应，共同促进学生的健康成长。

二、融合路径的策略与实践

（一）家校合作模式的创新

1.创新的家校合作模式有助于家庭教育与学校教育深度融合

（1）家庭参与学校课程设计：学校可以邀请家长参与到课程设计过程中，根据家长的专业背景和经验，为课程内容提供建议和指导。例如，家长可以分享自己在公共卫生领域的专业知识，为学生提供实际案例和经验。

（2）共同开展健康项目：学校可以与家庭共同开展健康项目，如组织家庭健康知识竞赛、开展家庭健康行动计划等。这些活动可以促进家庭成员共同学习和实践公共卫生知识，形成健康的生活方式。

（3）家长志愿者计划：学校可以设立家长志愿者计划，邀请家长参与学校的公共卫生教育活动，如担任客座讲师、协助组织健康讲座等。这有助于家长与学校建立紧密的联系，共同推动公共卫生教育的发展。

（4）家庭与学校共同参与社区服务：学校可以组织学生和家长共同参与社区公共卫生服务活动，如社区清洁、健康宣传活动等。这有助于增强家庭与学校的合作，同时也培养了学生的社会责任感和团队合作精神。

2.促进家庭教育与学校教育的深度融合的模式

（1）加强沟通与交流：学校应该定期与家长进行沟通，分享学校教育的内容和进展，同时听取家长的意见和建议。通过加强沟通，双方可以更好地了解彼此的需求和期望，形成共同的教育目标。

（2）建立合作关系：学校应该与家长建立紧密的合作关系，共同参与教育活动，形成教育合力。通过合作，双方可以共享资源和经验，提高教育效果。

（3）培养家长的教育能力：学校可以通过举办公开课、讲座、研讨会等活动，向家长传授教育知识和技巧，提高家长的教育素养。这有助于家长更好地参与教育活动，形成家校教育的协同效应。

（4）关注学生的个性化需求：学校应该关注学生的个性化需求，与家长共同制定针对性的教育方案。通过关注学生的个性化需求，家校合作可以更好地满足学生的学习和发展需求。

通过创新的家校合作模式，如家庭参与学校课程设计、共同开展健康项目等，可以促进家庭教育与学校教育的深度融合。通过加强沟通与交流、建立合作关系、培养家长的教育能力以及关注学生的个性化需求等方式，可以实现家校教育的有效结合，共同推动学生的健康成长。

（二）教育资源与信息的整合

1.整合家庭和学校的教育资源是实现家校合作、提高教育质量的关键

（1）教材整合：学校可以与家长合作，共同选择和整合适合学生的教材和资源。家长可以根据自己的专业背景和经验，为教材选择提供建议。同时，学校也可以向家长推荐适合的家庭教育资源，如家庭教育书籍、在线课程等。

（2）活动整合：学校可以与家长共同策划和组织教育活动，如学校运动会、家庭科学实验室等。这些活动可以结合学校和家庭的优势，提供丰富的学习机会和实践经验。

（3）专家资源整合：学校可以邀请家长参与到专家资源的合作中。例如，如果家长中有公共卫生领域的专家，学校可以邀请他们为学生提供专业指导或开展讲座。同时，学校也可以向家长推荐适合的家庭教育专家资源，如家庭教育顾问、心理咨询师等。

2.信息共享平台在促进家校沟通和资源整合中起着重要作用

（1）建立家校信息共享平台：学校可以建立一个信息共享平台，如微信群、QQ群、电子邮件等，方便家长和教师之间的沟通和信息共享。通过这个平台，家长可以及时了解学校的教学计划和活动安排，同时也可以向教师反馈学生在家庭中的表现和需求。

（2）发布教育资源信息：学校可以在信息共享平台上发布各类教育资源信息，如教材推荐、活动通知、专家讲座等。这样，家长可以根据自己的需求选择适合的教育资源，实现资源的有效利用。

（3）促进家校互动：信息共享平台可以促进家校之间的互动和合作。家长和教师可以在平台上分享教育经验和心得，共同探讨教育问题，形成教育合力。

（4）实现实时沟通：信息共享平台可以实现家长和教师之间的实时沟通，及时解决教育过程中出现的问题。例如，家长可以通过平台向教师咨询学生的学习情况，教师也可以向家长提供教育建议和指导。

通过整合家庭和学校的教育资源，如教材、活动和专家资源，可以丰富教育内容和形式，提高教育质量。同时，信息共享平台在促进家校沟通和资源整合中起着重要作用，它可以加强家校之间的联系，实现教育资源的共享和有效利用。

三、融合路径的评估与持续发展

（一）融合效果的评估方法

1.评估家庭教育与学校教育融合效果是确保教育质量的关键环节

（1）定性与定量分析

定性分析：通过访谈、观察、案例研究等方法，了解家庭教育与学校教育融合的实际情况，包括家长和教师的参与程度、学生行为的改变、家庭与学校的沟通效果等方面。

定量分析：通过问卷调查、测试、数据分析等方法，收集家庭教育与学校教育融合的量化数据，如家长参与活动的次数、学生公共卫生知识的掌握程度、学生健康行为的变化比例等。

（2）学生反馈

收集学生对家庭教育与学校教育融合的看法和感受，了解他们对融合教育的满意度和建议。

（3）教师和家长的反馈

听取教师和家长的观点，了解他们对融合教育的看法、遇到的挑战以及改进建议。

（4）成果展示

观察和评估学生在公共卫生知识和技能方面的成果，如通过项目展示、报告、竞赛等方式展示学生的学习成果。

2.评估结果对优化融合路径具有重要的指导作用

（1）识别优势和不足

评估结果可以帮助识别家庭教育与学校教育融合中的优势和不足，从而有针对性地进行改进。

（2）调整策略和计划

根据评估结果，学校和教育者可以调整家校合作的策略和计划，如增加或减少某些活动，改进沟通方式等。

（3）增强家庭和学校的参与

评估结果可以揭示家庭和学校参与融合教育的程度，帮助学校和教育者采取措施提高家长和教师的参与度和积极性。

（4）促进持续改进

评估结果应定期进行，以便持续监测家庭教育与学校教育融合的效果，促进教育的持续改进和发展。

通过设计评估家庭教育与学校教育融合效果的方法，包括定性和定量分析，可以了解融合教育的实际效果，从而优化融合路径，提高教育质量。评估结果对优化融合路径具有重要的指导作用，有助于实现家庭教育与学校教育的有效融合。

（二）持续改进与未来方向

1.基于评估结果的改进措施，旨在增强家校合作的效果

（1）加强沟通与交流

根据评估结果，学校和教育者可以采取措施增强与家长的沟通，如定期举办公开课、讲座、研讨会等活动，增强家长的教育意识和能力。同时，学校也可以通过社交媒体、电子邮件等渠道，定期向家长发送公共卫生教育信息，方便家长了解和参与。

（2）优化课程内容和教学方法

根据评估结果，学校可以调整课程设置，增加公共卫生相关课程的比重，或者改进教学方法，采用更生动、互动的教学方式，提高学生的学习兴趣和效果。

（3）强化实践和体验环节

学校可以增加实践和体验环节，如组织学生参与公共卫生志愿服务活动，或者开展与公共卫生相关的实践活动，让学生在实践中学习和体验公共卫生知识，提高他们的实践能力和公共卫生意识。

2.未来家校合作在公共卫生人才培养中的新趋势和挑战

（1）技术驱动的合作方式

随着科技的发展，家校合作可能会更多地依赖于在线平台、社交媒体等工具，实现更高效、便捷的沟通和信息共享。

（2）跨学科的合作内容

公共卫生问题往往涉及多个学科，未来的家校合作可能会更多地涉及跨学科的合作内容，如公共卫生、数据科学、环境科学等。

（3）应对全球公共卫生挑战

随着全球公共卫生问题的日益突出，未来的家校合作可能会更多地关注如何培养具备全球视野的公共卫生人才，以应对全球性的公共卫生挑战。

（4）家长教育水平的差异

随着社会的发展，家长的教育水平可能存在更大的差异，这可能会给家校合作带来一定的挑战，学校需要更加关注如何满足不同家长的教育需求。

　　基于评估结果的改进措施有助于增强家校合作的效果。未来家校合作在公共卫生人才培养中可能会面临技术驱动的合作方式、跨学科的合作内容、应对全球公共卫生挑战等新趋势，同时也需要关注家长教育水平的差异等挑战。通过不断优化和改进家校合作策略，可以更好地培养具备公共卫生素养的人才。

第五章　高校内协同育人机制的构建路径

第一节　朋辈导师育人体系

一、朋辈导师育人体系的理论基础与价值

（一）朋辈导师概念与作用

在公共卫生人才职业素养培养中，朋辈导师扮演着重要的角色。朋辈导师通常是已经成功进入公共卫生领域，并在其中取得一定成就的校友或在校高年级学生。他们以自身经验为低年级学生提供指导，帮助他们更好地理解和掌握公共卫生领域的职业素养和实践技能。

1.朋辈导师在公共卫生人才职业素养培养中的重要性

（1）经验分享：朋辈导师通过分享自己在公共卫生领域的实际工作经验，使学生能够更直观地了解职业素养和实践技能的重要性。他们可以讲述自己在职场中遇到的挑战和解决问题的方法，帮助学生建立正确的职业观念。

（2）职业指导：朋辈导师可以根据自己的经验和观察，为学生提供职业发展的建议和指导。他们可以分享求职技巧、简历撰写经验、面试注意事项等方面的知识，帮助学生更好地准备未来的职业生涯。

（3）实践技能培养：朋辈导师可以为学生提供实践技能的指导和训练。他们可以分享自己在实际工作中所使用的技能和方法，如数据分析、项目管理、团队合作等，并指导学生在实践中加以应用。

2.朋辈导师通过自身经验传递职业素养和实践技能的方式

（1）面对面交流：朋辈导师可以与学生进行一对一的交流，根据学生的需求和问题提供个性化的指导和建议。他们可以通过分享自己的经历和故事，使学生对职业素养和实践技能有更深刻的理解。

（2）工作坊和培训活动：朋辈导师可以组织工作坊和培训活动，通过实际案例和模拟演练，帮助学生掌握职业素养和实践技能。他们可以教授学生如何进行数据分析、撰写报告、进行项目管理等实际技能。

（3）实习和就业机会：朋辈导师可以为学生提供实习和就业机会，使他们能够在实际工作中学习和应用职业素养和实践技能。通过实习，学生可以将所学知识应用到实际工作中，提高解决实际问题的能力。

朋辈导师在公共卫生人才职业素养培养中发挥着重要作用。他们通过分享自身经验，帮助学生建立正确的职业观念，提供职业指导，培养实践技能。通过与朋辈导师的交流和学习，学生能够更好地准备未来的职业生涯，成为具备高职业素养的公共卫生人才。

（二）朋辈导师育人体系的理论支撑

1.朋辈导师育人体系在教育心理学和成人学习理论中有着广泛的应用

（1）教育心理学中的应用

同伴影响：教育心理学中，同伴影响是一个重要的概念。朋辈导师通过自身的经验和行为，对学习者产生积极的影响，激发学习者的学习兴趣和动机。

自我效能感：朋辈导师的成功经验可以增强学习者的自我效能感，使他们相信自己也能够取得成功。这种信念有助于学习者主动学习和克服困难。

社会支持：朋辈导师为学习者提供社会支持，包括情感支持、鼓励和指导。这种支持有助于学习者建立自信，更好地应对学习压力和挑战。

（2）成人学习理论中的应用

经验学习：成人学习理论强调学习者通过自身经验进行学习。朋辈导师以其在公共卫生领域的实际经验，为学习者提供丰富的学习资源，帮助他们在实际情境中学习和应用知识。

自主学习：成人学习理论提倡学习者的自主学习。朋辈导师鼓励学习者主动参与学习过程，培养他们的自主学习能力，如自我管理、自我评估等。

互动学习：成人学习理论强调学习者之间的互动和合作。朋辈导师通过与学习者的交流和合作，促进学习者的主动学习和自我发展。

2.朋辈导师模式如何促进学习者的主动学习和自我发展

（1）激发学习兴趣：朋辈导师以其真实、生动的经历，激发学习者的学习兴趣，使他们更愿意主动探索和深入学习公共卫生领域的知识。

（2）提供实际案例：朋辈导师提供的实际案例，使学习者能够将理论知识与实践相结合，更好地理解和掌握公共卫生领域的知识和技能。

（3）鼓励自主学习：朋辈导师鼓励学习者主动参与学习过程，培养他们的自主学习能力，如自我管理、自我评估等。

（4）促进互动与合作：朋辈导师与学习者之间的互动和合作，使学习者能够在学习过程中相互学习、相互启发，促进主动学习和自我发展。

（5）提供个性化指导：朋辈导师根据学习者的需求和问题，提供个性化的指导和建议，帮助学习者克服困难，实现自我发展。

朋辈导师育人体系在教育心理学和成人学习理论中有着广泛的应用。通过朋辈导师的指导，学习者能够激发学习兴趣、掌握实际案例、培养自主学习能力、促进互动与合作，实现主动学习和自我发展。

二、朋辈导师育人体系的构建与实施策略

（一）朋辈导师选拔与培训

1.选拔朋辈导师的标准和流程应确保其具备必要的职业素养和指导能力

（1）专业背景：朋辈导师应具备相关的专业背景，如公共卫生、医学、社会学等。他们应具有扎实的专业知识和丰富的实践经验。

（2）成就和经验：朋辈导师应在公共卫生领域取得一定的成就，具有一定的工作经验。他们应了解行业动态，具备解决实际问题的能力。

（3）沟通和表达能力：朋辈导师应具备良好的沟通和表达能力，能够有效地与学生进行交流，传递知识和经验。

（4）领导力和团队合作能力：朋辈导师应具备领导力和团队合作能力，能够组织和指导学生开展实践活动，培养学生的团队协作精神。

（5）热心教育事业：朋辈导师应热心教育事业，愿意投入时间和精力，为学生提供指导和支持。

2.选拔朋辈导师的流程

（1）发布招募信息：学校或组织可以通过各种渠道发布朋辈导师招募信息，吸引符合条件的校友或在校高年级学生参与。

（2）申请和筛选：申请人需提交申请材料，包括个人简历、推荐信等。学校或组织对申请材料进行筛选，选出符合选拔标准的申请人。

（3）面试和评估：对筛选出的申请人进行面试和评估，了解其专业背景、成就和经验、沟通和表达能力等方面的情况。

（4）确定朋辈导师人选：根据面试和评估结果，确定朋辈导师的人选。

3.如何对朋辈导师进行有效培训，以提升其指导技巧和专业知识

（1）培训内容：培训内容应包括教育心理学、成人学习理论、沟通技巧、团队协作、职业素养等方面。

（2）培训方式：可以采用讲座、研讨会、工作坊等形式进行培训。同时，可以组织朋辈导师参观公共卫生机构、医院等，了解行业动态和实际工作环境。

（3）实践机会：为朋辈导师提供实践机会，如参与学校的教育活动、指导学生项目等，提高他们的实际指导能力。

（4）经验分享：定期组织朋辈导师经验分享会，让他们分享自己的指导经验和心得，相互学习和借鉴。

（5）持续评估和反馈：对朋辈导师的指导工作进行持续评估和反馈，了解他们的需求和问题，提供针对性的支持和指导。

通过以上选拔标准和流程，可以确保朋辈导师具备必要的职业素养和指导能力。同时，通过有效的培训，提升朋辈导师的指导技巧和专业知识，使他们更好地为学生提供指导和支持。

（二）育人体系的设计与运作

设计朋辈导师育人体系的结构是一个系统的过程，它需要精心规划每一个环节，确保朋辈导师能够有效地指导学生，并在这一过程中实现双方的共同成长。

首先，指导内容是朋辈导师育人体系的核心。需要根据学生的需求和朋辈导师的能力，制定一系列的指导内容。这些内容可以包括学术指导、生活指导、心理指导等多个方面。学术指导主要帮助学生解决学习中遇到的问题，提高他们的学习效果；生活指导则关注学生的日常生活，帮助他们养成良好的生活习惯；心理指导则侧重于学生的心理健康，帮助他们解决心理问题，提高心理素质。

其次，活动安排是朋辈导师育人体系的重要组成部分。需要根据指导内容，设计一系列的活动，让朋辈导师和学生能够在活动中进行有效的互动。这些活动可以是小组讨论、个别辅导、实践活动等。小组讨论可以让朋辈导师和学生就某一问题进行深入的探讨，个别辅导则可以让朋辈导师根据学生的具体情况提供个性化的指导，实践活动则可以让学生在实践中学习和成长。

最后，评估机制是朋辈导师育人体系的重要保障。需要建立一个有效的评估机制，定期对朋辈导师的指导效果进行评估，确保育人体系的有效性。这个评估机制可以包括学生反馈、朋辈导师自评、导师评价等多个方面。学生反馈可以让朋辈导师了解自己的指导效果，朋辈导师自评可以让朋辈导师反思自己的指导方法，导师评价则可以对朋辈导师的指导效果进行更全面的评估。

通过定期的反馈和调整，可以确保朋辈导师育人体系的有效性和适应性。定期的反馈可以让朋辈导师及时了解自己的指导效果，发现自己的不足，从而进行及时的调整。同时，定期的反馈也可以让朋辈导师了解学生的需求和期望，从而更好地满足学生的需求。而调整则可以让朋辈导师根据反馈结果，优化自己的指导方法，提高指导效果。

三、朋辈导师育人体系的效果评估与持续优化

（一）效果评估方法与指标

评估朋辈导师育人体系的效果是确保其持续改进和提升的关键步骤。为了全面了解朋辈导师育人体系的成效，需要采用一系列的方法和指标来评估其效果。

首先，学习成果是评估朋辈导师育人体系效果的重要指标之一。可以通过学生的学习成绩、学术表现和学习能力的提升来衡量朋辈导师的指导效果。这包括学生的课程成绩、参与学术竞赛的成绩、通过考试或认证的情况等。通过对比学生在接受朋辈导师指导前后的学习成果，可以评估朋辈导师对学生的学术成长的影响。

其次，职业素养提升也是评估朋辈导师育人体系效果的重要指标之一。朋辈导师的角色不仅仅是学术指导，还包括帮助学生发展职业素养和职业技能。可以通过评估学生的职业规划能力、团队合作能力、沟通能力和解决问题的能力等方面来衡量朋辈导师的指导效果。这可以通过学生的自我评估、导师的评价或实际工作表现来评估。

再次，其他指标也可以用于评估朋辈导师育人体系的效果。例如学生的参与度和满意度可以反映朋辈导师的互动和指导方式是否受欢迎。学生的社交能力和人际关系的提升也可以作为评估指标之一。学生的心理健康状况和情感支持的需求得到满足程度也是评估朋辈导师育人体系效果的重要方面。

最后，评估结果对于改进朋辈导师育人体系具有重要的指导意义。一是评估结果可以帮助了解朋辈导师育人体系的优点和不足之处。通过

分析评估结果，可以发现哪些方面取得了良好的效果，哪些方面需要进一步改进。这有助于针对性地调整和优化朋辈导师的指导方法和策略。

二是评估结果可以为朋辈导师提供反馈和指导。通过了解自己的指导效果，朋辈导师可以反思自己的指导方法和沟通方式，并寻求改进。评估结果还可以为朋辈导师提供培训和学习的机会，帮助他们提升自己的指导能力和职业素养。

三是评估结果可以为决策者提供依据。通过评估结果，决策者可以了解朋辈导师育人体系的整体效果，并据此作出相应的决策。例如，根据评估结果，决策者可以决定是否需要增加朋辈导师的数量、调整指导内容或提供更多的培训和支持。

评估朋辈导师育人体系的效果需要综合考虑学习成果、职业素养提升等多个指标。评估结果对于改进育人体系具有重要的指导意义，可以帮助优化指导方法、提升朋辈导师的能力，并为学生提供更好的指导和支持。

（二）持续优化与未来发展

评估结果的优化措施是为了提升朋辈导师育人体系的效果和可持续性。

首先，为了增强朋辈导师的激励机制，可以采取一系列措施。这包括为朋辈导师提供更多的培训机会，帮助他们提升自己的指导能力和职业素养。通过培训，朋辈导师可以更好地了解学生的需求，提供更有效的指导。此外，还可以为朋辈导师提供更多的认可和奖励，如颁发优秀导师证书、奖金或实习机会等。这将激励朋辈导师更加投入和积极参与育人体系的工作。

其次，扩大育人体系的覆盖范围是提高其影响力的关键。可以通过增加朋辈导师的数量，让更多的学生受益于朋辈导师的指导。此外，还可以将育人体系推广到更多的学校或机构，让更多的学生有机会参与其中。通过扩大覆盖范围，可以提高育人体系的可见度和影响力，吸引更多的学生和教师的关注和参与。

最后，在未来公共卫生教育中，朋辈导师育人体系的发展趋势和潜在挑战也需要关注。随着公共卫生教育的重视程度不断提高，朋辈导师育人体系在公共卫生教育中的应用将会越来越广泛。朋辈导师可以为学生提供有关健康知识、疾病预防等方面的指导，帮助他们养成良好的生活习惯和健康意识。

然而，朋辈导师育人体系在未来公共卫生教育中也面临一些潜在挑战。一是随着公共卫生问题的复杂性和多样性的增加，朋辈导师需要具备更广泛的知识和技能来应对这些挑战。因此，提供足够的培训和支持，帮助朋辈导师提升自己的专业能力是非常重要的。二是随着社交媒体和数字技术的快速发展，学生获取信息的渠道也发生了变化。朋辈导师需要适应这些变化，利用数字技术与学生进行有效的沟通和指导。

基于评估结果的优化措施可以提升朋辈导师育人体系的效果和可持续性。增强朋辈导师的激励机制和扩大育人体系的覆盖范围是其中的关键措施。在未来公共卫生教育中，朋辈导师育人体系将面临一些发展趋势和潜在挑战，需要关注并积极应对这些挑战，以确保育人体系的有效性和适应性。

第二节　学业导师育人体系

一、学业导师育人体系的基本概念与目标

（一）学业导师的角色定位

学业导师在公共卫生人才职业素养培养中扮演着重要的角色。他们通过专业知识和经验指导学生的职业发展，帮助他们成为具有专业素养的公共卫生人才。

首先，学业导师在公共卫生人才职业素养培养中的作用是多方面的。他们不仅是学生的学术指导者，还是学生的职业引路人。学业导师通过传授专业知识和经验，帮助学生建立正确的职业观念和价值观。他们还通过指导学生的学术研究和实践项目，培养学生的研究能力和实践能力。此外，学业导师还可以为学生提供职业发展的建议和资源，帮助他们规划未来的职业道路。

其次，学业导师在公共卫生人才职业素养培养中的职责也是多样的。他们负责监督学生的学术进展，确保学生能够顺利完成学业。学业导师还需要指导学生的学术研究和实践项目，提供必要的指导和支持。此外，学业导师还需要为学生提供职业发展的建议和资源，帮助他们了解公共卫生领域的职业机会和发展趋势。学业导师还需要与学生建立良好的沟通和合作关系，为学生提供必要的学术和心理支持。

再次，学业导师通过专业知识和经验指导学生的职业发展。他们利用自己的专业知识和经验，为学生提供有关公共卫生领域的职业发展的指导和建议。学业导师可以帮助学生了解公共卫生领域的职业机会和发展趋势，为学生提供相关的学术资源和社会资源。学业导师还可以指导学生的学术研究和实践项目，帮助学生提升自己的研究能力和实践能力。此外，学业导师还可以为学生提供实习和就业的机会，帮助学生顺利进入公共卫生领域。

最后，学业导师在公共卫生人才职业素养培养中起着重要的作用。他们通过专业知识和经验指导学生的职业发展，帮助学生成为具有专业素养的公共卫生人才。学业导师需要承担多种职责，包括监督学生的学术进展、指导学生的学术研究和实践项目，以及为学生提供职业发展的建议和资源。通过学业导师的指导，学生可以更好地了解公共卫生领域的职业机会和发展趋势，为自己的职业发展作出明智的决策。

（二）育人体系的目标设定

学业导师育人体系的建立是为了实现一系列明确的教育目标，这些目标旨在培养学生成为具有专业技能和职业道德的全面发展的人才。

首先，学业导师育人体系的一个主要目标是提升学生的专业技能。学业导师通过分享自己的专业知识和经验，帮助学生深入理解所学领域的理论知识和实践技能。他们可以指导学生参与科研项目、实习机会或学术竞赛，从而提高学生的研究能力、解决问题的能力和创新思维。此外，学业导师还可以提供个性化的指导和建议，帮助学生识别自身的优势和兴趣，并据此选择适合的专业方向和职业路径。

其次，学业导师育人体系的另一个重要目标是培养学生的职业道德。学业导师作为学生的榜样和引路人，他们可以通过自己的言行示范，传递职业道德和价值观念。他们可以与学生分享职业规范和伦理标准，帮助学生树立正确的职业观念和道德观念。学业导师还可以指导学生处理职业道德困境和冲突，培养他们的道德判断能力和决策能力。通过这种方式，学生可以更好地理解职业道德的重要性，并在未来的职业生涯中秉持正确的道德准则。

最后，除了提升专业技能和培养职业道德，学业导师育人体系还致力于促进学生全面发展。学业导师可以通过个性化的指导和支持，帮助学生发展多元化的能力和素质。他们可以鼓励学生参与社团活动、志愿服务或领导力培训，从而培养他们的团队合作能力、沟通能力和领导能力。学业导师还可以提供心理和情感支持，帮助学生建立自信和积极的心态，促进他们的个人成长和发展。

通过学业导师的指导，学生可以在学业和职业发展方面得到全面的支持和引导。学业导师作为学生的良师益友，他们可以提供个性化的指导和建议，帮助学生实现自己的潜力和目标。学业导师育人体系的目标是培养学生成为具有专业技能、职业道德和全面发展的人才，为社会作出积极的贡献。

二、学业导师育人体系的构建与实施

（一）学业导师的选拔与培训

选拔学业导师的标准是确保学业导师育人体系有效性的关键因素。

首先，选拔学业导师的标准应当确保其具备丰富的专业知识和良好的教学能力。学业导师应当具备相关领域的学术背景和专业知识，能够为学生提供准确、深入的学术指导。他们应当具备硕士或博士学位，并在相关领域有一定的研究或工作经验。此外，学业导师应当具有良好的教学能力，能够清晰地表达和传授知识，能够激发学生的学习兴趣和积极性。

为了提高学业导师的指导效果和教学方法，应当对其进行专业培训。培训应当包括教学方法和技巧的培训，帮助学业导师掌握有效的教学方法和策略。这包括如何设计课程、如何进行课堂互动、如何评估学生的学习成果等。通过培训，学业导师可以更好地掌握教学技巧，提高教学效果。

其次，培训还应当包括沟通和交流技巧的培训。学业导师需要与学生建立良好的沟通和合作关系，因此需要具备良好的沟通技巧。培训可以包括如何倾听学生的需求、如何给予有效的反馈和指导、如何处理学生的问题和困惑等。通过培训，学业导师可以更好地与学生沟通，提高指导效果。

最后，培训还可以包括对学业导师进行评估和反馈的培训。学业导师需要了解自己的指导效果，并能够接受他人的评估和反馈。培训可以包括如何进行自我评估、如何接受他人的评估和反馈、如何根据评估结果进行改进等。通过培训，学业导师可以更好地了解自己的指导效果，并不断提升自己的指导能力。

选拔学业导师的标准应当确保其具备丰富的专业知识和良好的教学能力。为了提高学业导师的指导效果和教学方法，应当对其进行专业培训，包括教学方法和技巧的培训、沟通和交流技巧的培训，以及对学业导师进行评估和反馈的培训。通过培训，学业导师可以更好地指导学生，提高学业导师育人体系的效果。

（二）育人体系的运作机制

设计学业导师育人体系的具体运作流程是确保其有效实施的关键。

首先，指导计划是学业导师育人体系的核心。学业导师需要与学生共同制订个性化的指导计划，以满足学生的学术和个人发展需求。指导计划应包括学生的学习目标、预期成果和实施策略。学业导师应根据学生的兴趣、能力和需求，制订具体的指导计划，并定期与学生沟通，根据学生的进展和反馈进行调整。

其次，活动安排是学业导师育人体系的重要组成部分。学业导师应组织一系列的活动，以促进学生的学术和个人发展。这些活动可以包括小组讨论、个别辅导、实践活动等。学业导师应根据指导计划，设计适合学生的活动，并确保活动的顺利进行。通过参与这些活动，学生可以加深对专业知识的理解，提升实践能力和团队合作能力。

再次，学生反馈是学业导师育人体系的重要环节。学业导师需要定期收集学生的反馈，以了解学生对指导的满意度、学习进展和个人需求。学生反馈可以通过问卷调查、个别访谈或小组讨论的方式进行。学业导师应根据学生的反馈，及时调整指导计划和教学方法，以提高指导效果和满足学生的需求。

最后，为了确保学业导师育人体系的有效实施，定期的监督和评估是必要的。学业导师应定期进行自我评估，反思自己的指导方法和教学效果。同时，学校或机构也应建立评估机制，对学业导师的指导效果进行评估。评估可以包括学生反馈、学业导师自评、导师评价等多个方面。通过定期的监督和评估，可以及时发现问题，并提供改进的机会，确保学业导师育人体系的有效性和适应性。

学业导师育人体系的具体运作流程包括指导计划、活动安排和学生反馈。为了确保育人体系的有效实施，定期的监督和评估是必要的。

三、学业导师育人体系的效果评估与持续改进

（一）效果评估的方法与指标

评估学业导师育人体系的效果是为了确保其持续改进和提升。

评估学业导师育人体系效果的方法可以包括多个方面。其一是学生职业素养的提升。可以通过评估学生的职业道德、团队合作能力、沟通能力和解决问题的能力等方面来衡量学业导师的指导效果。这可以通过学生的自我评估、导师的评价或实际工作表现来评估。

其二是学生的就业情况。可以通过统计学生的就业率、就业岗位的相关性以及就业后的职业发展情况来评估学业导师的指导效果。这可以反映出学业导师对学生职业发展的指导是否有效，以及学生是否能够顺利进入相关领域的工作岗位。

其三可以考虑其他指标来评估学业导师育人体系的效果。例如，学生的学术成果、参与科研项目的情况、获得奖学金或荣誉的情况等。这些指标可以反映出学业导师在学术方面的指导效果，以及学生是否能够在学业上取得良好的成绩和进展。

评估结果对优化育人体系具有重要的指导作用。首先，评估结果可以帮助学业导师了解自己的指导效果，发现自己的不足之处，并据此进行改进。例如，如果评估结果显示学生在某些职业素养方面存在不足，学业导师可以加强对这些方面的指导和培养。

其次，评估结果可以为学业导师提供反馈和指导。通过了解自己的指导效果，学业导师可以反思自己的指导方法和沟通方式，并寻求改进。评估结果还可以为学业导师提供培训和学习的机会，帮助他们提升自己的指导能力和专业素养。

最后，评估结果可以为决策者提供依据。通过评估结果，决策者可以了解学业导师育人体系的整体效果，并据此作出相应的决策。例如，根据评估结果，决策者可以决定是否需要增加学业导师的数量、调整指导内容或提供更多的培训和支持。

评估学业导师育人体系效果的方法可以包括学生职业素养的提升、就业情况等多个指标。评估结果对优化育人体系具有重要的指导作用，可以帮助学业导师改进指导方法、提升自身能力，并为学生提供更好的指导和支持。

（二）持续改进的策略与展望

评估结果的改进策略是为了提升学业导师育人体系的效果和可持续性。

首先，为了增强学业导师的激励机制，可以采取一系列措施。这包括为学业导师提供更多的认可和奖励，如颁发优秀导师证书、提供奖学金或职业发展机会等。这将激励学业导师更加投入和积极参与育人体系的工作。此外，还可以为学业导师提供更多的培训机会，帮助他们提升自己的指导能力和专业素养。通过培训，学业导师可以更好地了解学生的需求，提供更有效的指导。

其次，优化指导内容是提高学业导师育人体系效果的关键。可以根据评估结果，对指导内容进行个性化的调整和优化。例如，如果评估结果显示学生在某些方面存在不足，可以加强这些方面的指导和培养。此外，还可以根据学生的兴趣和需求，增加一些新的指导内容或活动，如实践项目、实习机会等。通过优化指导内容，可以更好地满足学生的需求，提高育人体系的效果。

再次，在未来公共卫生教育中，学业导师育人体系的发展方向和挑战也需要关注。一是随着公共卫生问题的复杂性和多样性的增加，学业导师需要具备更广泛的知识和技能来应对这些挑战。因此，提供足够的培训和支持，帮助学业导师提升自己的专业能力是非常重要的。二是随着科技的发展和社会的变化，公共卫生教育的方式也在不断变化。学业导师需要适应这些变化，利用新的技术和方法来指导学生。此外，学业导师还需要关注学生的心理健康和福祉，提供必要的支持和指导。

最后，基于评估结果的改进策略可以提升学业导师育人体系的效果和可持续性。增强学业导师的激励机制和优化指导内容是其中的关键措施。在未来公共卫生教育中，学业导师育人体系将面临一些发展方向和挑战，需要关注并积极应对这些挑战，以确保育人体系的有效性和适应性。

第三节　辅导员班主任班级导师育人体系

一、辅导员班主任班级导师育人体系的概述与目标

（一）辅导员班主任的角色与职责

辅导员班主任在公共卫生人才职业素养培养中扮演着核心角色。他们负责学生在学业、心理和职业规划等方面的指导工作，为学生提供全面的支持和引导。

首先，辅导员班主任在公共卫生人才职业素养培养中的核心角色是不可替代的。他们是学生的重要导师和引路人，负责培养学生的专业素养和职业道德。辅导员班主任通过与学生的日常互动和交流，了解学生的需求和困惑，为他们提供个性化的指导和支持。他们还负责监督学生的学术进展和职业发展，确保学生能够顺利成长为具有专业素养的公共卫生人才。

其次，辅导员班主任在学生学业方面的指导职责是非常重要的。他们负责监督学生的学术表现和学习进展，提供必要的学术支持和指导。辅导员班主任可以帮助学生制订学习计划，提供学习方法和技巧的建议，帮助学生提高学习效果。此外，他们还可以指导学生参与科研项目和学术活动，培养学生的研究能力和创新思维。

再次，辅导员班主任在学生心理方面的指导职责同样重要。他们负责关注学生的心理健康和情感状态，提供必要的心理支持和辅导。辅导员班主任可以与学生建立良好的信任关系，倾听学生的心理需求和困扰，提供适当的帮助和指导。他们还可以组织心理健康教育和活动，提高学生的心理素质和应对能力。

最后，辅导员班主任在学生职业规划方面的指导职责也是不可或缺的。他们负责帮助学生了解公共卫生领域的职业机会和发展趋势，提供职业规划和就业指导。辅导员班主任可以指导学生进行职业探索和选择，提供职业发展的建议和资源。此外，他们还可以帮助学生准备求职材料和面试技巧，提高学生的就业竞争力。

辅导员班主任在公共卫生人才职业素养培养中扮演着核心角色。他们在学生学业、心理和职业规划等方面承担着重要的指导职责。通过全面的指导和支持，辅导员班主任帮助学生成长为具有专业素养的公共卫生人才，为社会作出积极的贡献。

（二）育人体系的目标与预期成果

辅导员班主任育人体系的建立是为了培养学生的职业素养、团队协作和领导能力，帮助他们实现全面发展和职业准备。

首先，辅导员班主任育人体系的目标之一是培养学生的职业素养。职业素养是指学生在职业生涯中所需的专业知识、技能和道德观念。辅导员班主任可以通过定期与学生交流，了解他们的学术进展和职业规划，提供个性化的指导和建议。他们还可以组织专业讲座、实习机会和职业发展活动，帮助学生深入了解所学领域的实际应用和发展趋势。通过这些活动，学生可以提升自己的专业知识和技能，培养正确的职业道德观念，为未来的职业生涯做好准备。

其次，团队协作能力的培养是辅导员班主任育人体系的另一个重要目标。团队协作能力是指学生在团队中与他人合作、沟通和解决问题的能力。辅导员班主任可以组织团队项目、小组讨论和社会实践活动，让学生在团队中发挥自己的优势，学会与他人合作和协调。他们还可以指导学生如何有效地沟通和表达自己的观点，培养他们的团队合作意识和能力。通过这些活动，学生可以提升自己的团队协作能力，为未来的工作和职业发展打下坚实的基础。

最后，领导能力的培养也是辅导员班主任育人体系的重要目标之一。领导能力是指学生能够在团队中发挥领导作用，指导和激励他人的能力。辅导员班主任可以提供领导力培训、学生组织职务和领导项目的机会，让学生锻炼自己的领导能力。他们还可以指导学生如何制定目标、规划资源和协调团队，培养他们的决策能力和领导风格。通过这些机会和指导，学生可以提升自己的领导能力，为未来的职业发展做好准备。

辅导员班主任育人体系旨在培养学生的职业素养、团队协作和领导能力。通过辅导员班主任的指导，学生可以在学术、职业和心理等方面得到全面的支持和引导。他们可以提升自己的专业知识和技能，培养良好的团队合作意识和领导能力，为未来的职业生涯做好准备。通过这一育人体系，学生可以实现全面发展和职业准备，成为具有专业素养和领导潜力的公共卫生人才。

二、育人体系的构建与实施策略

（一）辅导员班主任的选拔与培训

选拔辅导员班主任的标准是确保其能够有效地执行育人体系的关键。

选拔辅导员班主任的标准应当确保其具备必要的专业知识和人际沟通能力。辅导员班主任应当具备相关领域的学术背景和专业知识，能够为学生提供准确、深入的学术指导。他们应当具备硕士或博士学位，并在相关领域有一定的研究或工作经验。此外，辅导员班主任应当具备良好的人际沟通能力，能够与学生、家长和教师建立良好的沟通和合作关系。他们应当善于倾听、表达和解决问题，能够有效地与学生进行交流和指导。

为了提升辅导员班主任的教育指导和心理辅导技能，应当对其进行系统培训。

首先，培训应当包括教育指导和心理辅导的理论和实践知识。辅导员班主任需要了解学生的心理发展和学习需求，掌握有效的教育指导和心理辅导方法。培训可以包括教育心理学、心理咨询技巧、学生发展理论等内容。通过培训，辅导员班主任可以更好地了解学生的需求，提供更有效的指导和支持。

其次，培训还应当包括沟通和交流技巧的培训。辅导员班主任需要与学生、家长和教师建立良好的沟通和合作关系，因此需要具备良好的沟通技巧。培训可以包括如何与学生进行有效沟通、如何处理学生的问题和困惑、如何与家长和教师合作等。通过培训，辅导员班主任可以更好地与学生沟通，提高指导效果。

最后，培训还可以包括对辅导员班主任进行评估和反馈的培训。辅导员班主任需要了解自己的指导效果，并能够接受他人的评估和反馈。培训可以包括如何进行自我评估、如何接受他人评估和反馈、如何根据评估结果进行改进等。通过培训，辅导员班主任可以更好地了解自己的指导效果，并不断提升自己的指导能力。

选拔辅导员班主任的标准应当确保其具备必要的专业知识和人际沟通能力。为了提升辅导员班主任的教育指导和心理辅导技能，应当对其进行系统培训，包括教育指导和心理辅导的理论和实践知识、沟通和交流技巧的培训，以及对辅导员班主任进行评估和反馈的培训。通过培训，辅导员班主任可以更好地指导学生，提高育人体系的效果。

（二）育人体系的具体实施

设计辅导员班主任育人体系的运作框架是为了确保其有效性和可持续性。

首先，定期班会是辅导员班主任育人体系的重要组成部分。班会可以定期举行，让学生和辅导员班主任有机会进行面对面的交流和互动。

在班会中，辅导员班主任可以传达重要信息、解答学生的疑问、讨论班级事务和共同成长的话题。班会还可以作为学生展示自己、分享经验和互相学习的平台。通过定期班会，可以增强班级凝聚力和学生的归属感。

其次，个别辅导是辅导员班主任育人体系的重要环节。辅导员班主任可以根据学生的需求和特点，提供个性化的指导和支持。个别辅导可以涉及学业、心理、职业规划等方面。通过与学生的个别交流，辅导员班主任可以更好地了解学生的需求和困惑，提供针对性的帮助和指导。个别辅导可以帮助学生发展个人潜力，培养自主学习能力和解决问题的能力。

再次，职业规划指导也是辅导员班主任育人体系的重要组成部分。辅导员班主任可以帮助学生了解自己的兴趣、优势和职业目标，提供职业发展的建议和资源。他们可以指导学生进行职业探索和选择，提供实习机会、职业咨询和就业指导。通过职业规划指导，学生可以更好地了解自己的职业方向，作出明智的职业决策，并为未来的职业发展做好准备。

最后，为了促进学生职业素养的培养，多样化的活动和实践是非常有益的。辅导员班主任可以组织各种形式的活动，如讲座、研讨会、实践活动和社区服务等。这些活动可以提供学生与专业人士交流的机会，增加学生对所学领域的了解和兴趣。实践活动可以让学生将理论知识应用于实际情境中，培养解决问题的能力和团队合作能力。通过参与多样化的活动和实践，学生可以提升自己的职业素养，为未来的职业生涯做好准备。

辅导员班主任育人体系的运作框架包括定期班会、个别辅导、职业规划指导等。通过多样化的活动和实践，可以促进学生职业素养的培养。辅导员班主任可以与学生建立良好的沟通和合作关系，提供个性化的指导和支持，帮助学生实现全面发展和职业准备。

三、育人体系的效果评估与持续优化

（一）评估方法与效果指标

评估辅导员班主任育人体系的效果是为了确保其持续改进和提升。

1.评估辅导员班主任育人体系效果的方法

（1）学生满意度调查

通过定期进行学生满意度调查，可以了解学生对辅导员班主任的指导和支持的满意度。这可以通过问卷调查、个别访谈或小组讨论的方式进行。学生满意度调查可以反映出辅导员班主任在学生心中的形象和影响力，以及学生对育人体系的认同和参与度。

（2）职业素养测试

通过职业素养测试，可以评估学生在职业素养方面的提升情况。这可以包括专业知识、团队合作能力、沟通能力和解决问题的能力等方面的测试。职业素养测试可以反映出辅导员班主任在培养学生职业素养方面的效果，以及学生在职业发展方面的准备情况。

（3）其他指标

例如，学生的学术成果、参与科研项目的情况、获得奖学金或荣誉的情况等。这些指标可以反映出辅导员班主任在学术方面的指导效果，以及学生是否能够在学业上取得良好的成绩和进展。

2.评估结果对育人体系改进具有重要的指导意义

首先，评估结果可以帮助辅导员班主任了解自己的指导效果，发现自己的不足之处，并据此进行改进。例如，如果评估结果显示学生在某些职业素养方面存在不足，辅导员班主任可以加强对这些方面的指导和培养。

其次，评估结果可以为辅导员班主任提供反馈和指导。通过了解自己的指导效果，辅导员班主任可以反思自己的指导方法和沟通方式，并寻求改进。评估结果还可以为辅导员班主任提供培训和学习的机会，帮助他们提升自己的指导能力和专业素养。

最后，评估结果可以为决策者提供依据。通过评估结果，决策者可以了解辅导员班主任育人体系的整体效果，并据此作出相应的决策。例如，根据评估结果，决策者可以决定是否需要增加辅导员班主任的数量、调整指导内容或提供更多的培训和支持。

评估辅导员班主任育人体系效果的方法可以包括学生满意度调查、职业素养测试等多个指标。评估结果对育人体系改进具有重要的指导意义，可以帮助辅导员班主任改进指导方法、提升自身能力，并为学生提供更好的指导和支持。

（二）持续改进与未来发展

在构建和完善教育体系中，辅导员班主任作为连接学生与学校的桥梁，其角色至关重要。为了进一步提升育人体系的效果，我们必须关注并优化辅导员班主任的激励机制，同时丰富育人内容，以满足学生多样化的需求。

首先，优化辅导员班主任的激励机制是提升育人体系效果的关键所在。通过提供更多的认可和奖励，如颁发优秀辅导员班主任证书、提供奖学金或职业发展机会等，可以极大地激发辅导员班主任的工作热情和积极性。这些激励措施不仅是对他们辛勤付出的肯定，更是对他们未来工作的一种期待和鼓舞。同时，为辅导员班主任提供更多的培训机会也是至关重要的。通过培训，他们不仅可以提升自己的指导能力和专业素养，还能更好地了解学生的需求，从而提供更加精准和有效的指导。

其次，丰富育人内容是提高辅导员班主任育人体系效果的重要措施。根据学生的评估结果，我们可以对育人内容进行个性化的调整和优化。例如，针对学生在某些方面的不足，我们可以加强相关指导和培养；同时，根据学生的兴趣和需求，我们还可以增加一些新的指导内容或活动，如实践项目、实习机会等。通过这些多样化的育人内容，我们可以更好地满足学生的需求，提升他们的综合素质和能力。

在未来公共卫生教育中，辅导员班主任育人体系将面临一系列发展趋势和挑战。随着公共卫生问题的复杂性和多样性的增加，辅导员班主任需要具备更广泛的知识和技能来应对这些挑战。因此，我们必须提供足够的培训和支持，帮助他们提升自己的专业能力。同时，随着科技的发展和社会的变化，公共卫生教育的方式也在不断变化。辅导员班主任需要适应这些变化，积极利用新的技术和方法来指导学生。此外，关注学生的心理健康和福祉也是辅导员班主任不可忽视的责任。他们需要提供必要的支持和指导，帮助学生建立积极的心态和健康的生活方式。

第四节 校内协同育人体系的构建在公共卫生人才培养中的价值

一、校内协同育人体系的基本概念与价值

（一）校内协同育人体系的定义

校内协同育人体系的核心理念在于不同学科、部门和资源的整合与合作。这一理念强调跨学科的协同合作，以实现更全面、更有效的教育目标。

校内协同育人体系的核心理念是将不同学科、部门和资源进行整合与合作。这意味着在教育过程中，不同学科和领域的教师、研究人员和专家可以共同参与，共同为学生提供综合性的教育。通过整合不同学科的知识和技能，校内协同育人体系能够为学生提供更全面、更深入的教育，培养他们多方面的能力和素质。

校内协同育人体系在公共卫生人才培养中的重要性不容忽视。公共卫生是一个涉及多个学科的领域，包括医学、生物学、环境科学、社会学、心理学等多个方面。为了培养具有全面素质和能力的公共卫生人才，校内协同育人体系的重要性不言而喻。通过整合不同学科、部门和

资源，校内协同育人体系能够为学生提供一个多元化的学习环境，使他们在不同领域获得深入的知识和技能。

此外，校内协同育人体系还能够促进跨学科的研究和合作。在公共卫生领域，面对复杂的公共卫生问题，需要多学科的合作和创新。校内协同育人体系能够促进不同学科之间的交流和合作，推动公共卫生研究的进展和创新。通过跨学科的研究与合作，校内协同育人体系能够为学生提供更多的研究机会和实践经验，培养他们的创新能力和研究精神。

校内协同育人体系的核心理念是将不同学科、部门和资源进行整合与合作。这一理念在公共卫生人才培养中具有重要意义。通过整合不同学科的知识和技能，校内协同育人体系能够为学生提供更全面、更深入的教育，培养他们多方面的能力和素质。此外，校内协同育人体系还能够促进跨学科的研究与合作，推动公共卫生研究的进展和创新。

（二）协同育人体系的价值体现

在当今社会，跨学科学习和综合能力的培养已经成为教育改革的重要方向。而校内协同育人体系，作为一种创新的教育模式，正逐渐显示出其独特的优势。

首先，校内协同育人体系通过整合校内外资源，打破学科壁垒，为学生提供了更加丰富、多元的学习环境。在这种体系下，学生可以接触到不同学科的知识，从而拓宽视野，激发创新思维。例如，在公共卫生领域，学生可以学习到医学、管理学、社会学等多学科知识，这有助于他们在面对复杂的公共卫生问题时，能够从多个角度进行思考，形成全面的解决方案。

其次，校内协同育人体系强调实践与理论相结合，注重培养学生的实际操作能力。在公共卫生领域，学生有机会参与到实际的公共卫生项目中，亲身实践所学知识，提高解决实际问题的能力。这种体系不仅有助于提升学生的实践技能，还能培养他们的团队协作能力和沟通能力，为将来从事公共卫生工作奠定坚实基础。

最后，校内协同育人体系还注重培养学生的自主学习能力和终身学习能力。在公共卫生领域，随着科技的进步和社会的发展，新的公共卫生问题和挑战不断出现。这就要求公共卫生人才具备自主学习的能力，不断更新知识，以适应不断变化的环境。通过协同育人体系，学生可以在教师的引导下，学会如何主动获取知识，培养终身学习的意识。

校内协同育人体系在促进学生跨学科学习、培养综合能力方面具有显著优势。在公共卫生领域，这种体系有助于提升人才的创新能力和实践技能，为我国公共卫生事业的发展提供有力支持。然而，要实现这一目标，还需要各高校、政府部门和社会各界共同努力，进一步完善协同育人体系，为学生创造更好的学习和发展环境。

二、协同育人体系的构建策略与实施

（一）跨学科课程设计与教学合作

在当今世界，公共卫生问题日益复杂，需要多学科的知识和技能来解决。因此，设计跨学科课程，促进公共卫生与其他学科的融合，已经成为教育改革的重要方向。

首先，在设计跨学科课程时，应充分了解公共卫生问题的复杂性和多学科性，明确课程目标和教学内容。例如，可以将公共卫生问题分为疾病预防、环境保护、健康促进等多个方面，然后根据这些问题，选择与之相关的学科知识，如医学、环境科学、社会学等，形成跨学科的课程体系。

其次，教学团队应通过合作，实现资源共享。不同学科的教师可以共同备课，分享教学资源，例如教学案例、实验设备、实践基地等。这种合作不仅可以提高教学效果，还可以促进教师之间的交流和成长。

再次，教学团队应通过合作，实现教学方法的创新。例如，可以采用案例教学、实践教学、小组讨论等多种教学方法，激发学生的学习兴趣，提高他们的实践能力和创新思维。同时，教师还可以利用现代教育技术，如在线课程、虚拟实验室等，为学生提供更加丰富、灵活的学习资源。

最后，教学团队应注重学生的跨学科思维和综合能力的培养。例如，可以设置跨学科的项目研究，让学生在实际问题中，运用多学科的知识和技能，提高解决问题的能力。同时，教师还可以引导学生进行跨学科的学术交流，拓宽他们的学术视野，培养他们的创新思维。

设计跨学科课程，促进公共卫生与其他学科的融合，需要教学团队的共同努力。通过资源共享和教学方法的创新，可以有效提高公共卫生人才的培养质量，为我国公共卫生事业的发展提供有力支持。

（二）校内资源整合与平台建设

在公共卫生教育中，整合校内实验室、图书馆、研究中心等资源，可以为学生提供更全面、深入的学习和研究环境。同时，建立协同育人平台，如研究中心、实践基地等，可以进一步支持学生的实践和研究，提高他们的综合能力。

首先，学校可以建立一个跨学科的公共卫生教育资源整合平台，将实验室、图书馆、研究中心等资源进行有效整合。例如，可以设立一个公共卫生教育资源库，将各学科的相关教材、论文、研究报告等资源进行统一管理和共享。这样，学生和教师可以更方便地获取所需资源，提高教学和研究的效率。

其次，学校应鼓励各学科的教师进行合作，共同开展公共卫生相关的研究和教学活动。例如，可以组织跨学科的公共卫生研究团队，共同申请科研项目，开展合作研究。这样，不仅可以提高研究的深度和广度，还可以为学生提供更多的实践机会，培养他们的实践能力和创新思维。

再次，学校应充分利用校内的实验室和研究中心，为学生提供实践和研究的机会。例如，可以设立公共卫生实践基地，让学生参与到实际的公共卫生项目中，亲身实践所学知识，提高解决实际问题的能力。同时，学校还可以与校外机构合作，建立实践基地，为学生提供更多的实践机会。

最后，学校应建立完善的协同育人机制，如研究中心、实践基地等，以支持学生的实践和研究。例如，可以设立公共卫生研究中心，吸引校内外的研究人员和学生参与，共同开展公共卫生研究。同时，学校还可以与政府部门、企业、社会组织等合作，建立实践基地，为学生提供更多的实践和研究机会。

整合校内实验室、图书馆、研究中心等资源，服务于公共卫生教育，可以有效提高学生的实践和研究能力。同时，建立协同育人平台，如研究中心、实践基地等，可以进一步支持学生的实践和研究，培养他们的综合能力。学校应积极探索和创新，为公共卫生教育提供更好的支持和服务。

三、协同育人体系的效果评估与持续发展

（一）效果评估的方法与指标

为了确保校内协同育人体系的有效性，并不断优化其结构和内容，对其进行评估是至关重要的。评估的方法应该全面，涵盖学生的学习成果、就业质量等多个方面。

首先，学生学习成果的评估可以通过多种方式进行。定期的课程考试和综合考试可以用来评估学生对基础知识和专业知识的掌握程度。此外，项目工作、案例研究、学术论文和参与学术会议等也可以作为评估学生学习成果的手段。通过这些方法，可以了解学生在知识、技能和态度方面的提升，从而评估协同育人体系的效果。

其次，就业质量的评估可以通过跟踪毕业生的就业情况来进行。这包括就业率、就业岗位与专业的相关性、起薪水平以及职业发展情况等。通过这些数据，可以了解协同育人体系对提高学生就业竞争力和职业发展的贡献。

最后，还可以通过调查问卷、访谈和小组讨论等方式，收集学生、教师和行业专家对协同育人体系的反馈。这些反馈可以提供关于体系运

行情况的第一手信息，有助于发现问题和改进空间。

评估结果的指导作用在于，它们可以帮助教育管理者、教师和学校领导了解协同育人体系的实际效果，找出存在的问题和不足，从而有针对性地进行优化和改进。例如，如果评估发现学生在某些技能方面存在不足，学校可以调整课程设置，增加相关的实践环节。如果毕业生的就业质量不高，学校可以加强与企业的合作，提高学生的就业竞争力。

评估校内协同育人体系的效果是一个持续的过程，需要不断地收集数据、分析结果并采取行动。通过这种方式，可以确保协同育人体系能够不断适应教育和社会的需求，为学生的全面发展和未来职业生涯打下坚实的基础。

（二）持续改进与未来展望

在评估校内协同育人体系的效果后，根据评估结果提出改进措施是提升教育质量的关键步骤。

1.持续改进措施

首先，针对评估结果中发现的师资力量不足或教学方法单一等问题，可以采取增强师资培训的措施。学校可以定期组织教师参加专业发展培训，提升他们在跨学科教学、实践指导等方面的能力。同时，鼓励教师参与国内外的学术交流和合作，以拓宽视野，引入新的教学理念和方法。

其次，针对课程设置不合理或与实际需求脱节的问题，可以采取优化课程设置的措施。学校可以根据公共卫生领域的发展趋势和行业需求，调整课程内容，增加新兴领域和实际应用相关的课程。同时，加强理论与实践的结合，增加实验、实习、案例分析等实践环节，提高学生的实际操作能力和解决问题的能力。

2.未来发展趋势

在未来公共卫生教育中，校内协同育人体系的发展趋势将更加注重跨学科的整合和实际应用。公共卫生问题的复杂性要求学生具备跨学科的知识和技能，因此，协同育人体系将更加重视不同学科之间的交叉融合，培养具有综合能力的公共卫生人才。

然而，校内协同育人体系在发展过程中也面临一些挑战。一是资源的整合和共享问题。不同学科、学院之间的资源整合需要打破传统的壁垒，实现资源共享和优势互补。二是教学方法和评估方式的创新。协同育人体系要求教师采用更加灵活多样的教学方法，同时也需要建立与之相适应的评估体系，以全面评估学生的学习成果。三是与社会需求的对接。公共卫生教育需要紧跟社会发展的步伐，与行业需求保持紧密的对接，以培养适应未来公共卫生挑战的人才。

基于评估结果的改进措施可以有效提升校内协同育人体系的效果。在未来公共卫生教育中，协同育人体系将更加注重跨学科的整合和实际应用，但同时也面临资源整合、教学方法和评估方式创新以及与社会需求对接等挑战。学校应积极应对这些挑战，不断优化和改进协同育人体系，为公共卫生教育的发展作出贡献。

第六章　公共卫生人才职业素养的评估与提升

第一节　职业素养评估体系的构建

一、职业素养评估体系的构建原则与方法

（一）评估体系的设计原则

在构建评估体系时，遵循一些基本原则是确保评估结果准确、可靠的关键。这些原则包括全面性、客观性、动态性等，它们有助于确保评估体系的科学性和实用性。

首先，全面性原则要求评估体系能够全面地反映校内协同育人体系的各个方面。这意味着评估指标应该涵盖学生的学习成果、教师的教学质量、课程设置的科学性、实践基地的建设等多个维度。只有全面评估，才能避免片面性，确保评估结果的全面性和准确性。

其次，客观性原则要求评估体系在设计和实施过程中保持客观公正。这要求评估指标和标准应该是明确、具体和可量化的，以减少主观判断的影响。同时，评估过程应该透明，评估结果应该公开，以便接受各方的监督和审查。

再次，动态性原则要求评估体系能够适应教育改革和社会发展的需要，不断进行调整和更新。教育环境和公共卫生需求在不断变化，评估体系也应该是一个动态的、不断进化的系统，以确保其始终能够反映当前的教育实践和社会需求。

最后，为了确保评估体系的科学性和实用性，一是需要建立一个多元化的评估团队，包括教育专家、行业代表、学生代表等，以确保评估过程的全面性和客观性。二是评估体系应该基于实证研究，通过收集和分析大量的数据来支持评估结果。三是评估体系应该具有灵活性，能够根据实际情况调整评估指标和权重，以适应不同的评估需求。

构建评估体系时遵循全面性、客观性和动态性等原则，可以确保评估体系的科学性和实用性。

（二）评估方法的选择与应用

在评估校内协同育人体系的效果时，采用多种评估方法可以提高评估结果的准确性和可靠性。

首先，自我评估是一种常用的评估方法，它允许被评估者自行检查和评估其工作。在协同育人体系中，教师、学生和管理人员可以进行自我评估，反思他们的教学、学习和管理工作，识别存在的问题和改进的机会。自我评估可以促进内部质量的提升，但它可能受到主观性的影响，因此需要与其他评估方法结合使用。

其次，同行评审是一种通过同行专家的评价来评估工作质量的方法。在协同育人体系中，可以邀请校内外专家对课程内容、教学方法、学生成果等进行评审。同行评审可以提供专业的意见和建议，有助于提高评估的客观性和权威性。

再次，模拟实践是一种通过模拟实际工作场景来评估学生能力的方法。在公共卫生教育中，可以通过模拟公共卫生事件、危机处理等方式，评估学生在实际工作中应用知识和技能的能力。模拟实践可以提供一种接近真实工作环境的评估方式，有助于评估学生的实际操作能力和应变能力。

最后，为了确保评估结果的准确性和可靠性，可以结合定量和定性评估方法。定量评估通过收集和分析大量的数据，如考试成绩、就业率、满意度调查等，可以提供客观和量化的评估结果。定性评估则通过收集主观性的反馈，如访谈、观察、案例研究等，可以提供更深入的洞察和理解。

结合定量和定性评估方法，可以在不同的层面上了解协同育人体系的效果。例如，定量评估可以揭示学生的整体表现和趋势，而定性评估可以揭示学生和教师的体验、感受和看法。通过综合分析定量和定性数据，可以获得更全面、准确的评估结果，为优化协同育人体系提供有力的支持。

采用多种评估方法，如自我评估、同行评审、模拟实践等，并结合定量和定性评估，可以确保评估结果的准确性和可靠性。通过综合使用这些方法，可以全面了解协同育人体系的效果，为改进和优化教育实践提供科学依据。

二、评估体系的实施与持续改进

（一）实施过程中的挑战与应对策略

在实施职业素养评估体系的过程中，可能会遇到各种挑战，这些挑战可能来自评估标准的制定、数据收集和分析等方面。为了应对这些挑战，需要采取一些策略来确保评估体系的顺利运行和有效性。

首先，制定合理的评估标准是实施职业素养评估体系的关键。职业素养涵盖的方面广泛，包括专业知识、技能、态度和行为等。因此，制定评估标准需要充分考虑不同职业的特点和要求，确保评估指标的科学性和实用性。这可能需要与行业专家、教育工作者和研究人员合作，共同研究和制定评估标准。

其次，数据收集是实施职业素养评估体系的重要环节。收集准确、全面的数据是进行有效评估的基础。然而，数据收集可能面临一些挑战，如数据量大、数据质量不一等。为了应对这些挑战，可以建立专业评估团队，负责数据收集和整理工作。同时，利用信息技术，如在线调查工具、数据库管理系统等，可以提高数据收集的效率和准确性。

再次，数据分析是职业素养评估体系中的另一个重要环节。分析数据可以揭示学生的职业素养水平和存在的问题，为改进教育实践提供依据。然而，数据分析可能需要专业的知识和技能，因此，可以培训评估团队成员，提高他们的数据分析能力。同时，可以利用统计软件和专业分析工具，辅助进行数据分析，提高分析的准确性和深度。

最后，为了确保职业素养评估体系的持续运行和有效性，需要建立完善的监督和反馈机制。定期对评估体系进行监督和评估，及时发现问题并进行改进。同时，建立反馈机制，收集教师、学生和行业专家的反馈意见，不断优化评估体系。

实施职业素养评估体系可能面临评估标准制定、数据收集和分析等挑战。通过建立专业评估团队、利用信息技术提高效率等策略，可以应对这些挑战，确保评估体系的顺利运行和有效性。同时，建立监督和反馈机制，可以不断优化评估体系，提高职业素养评估的效果。

（二）评估结果的应用与持续优化

1.评估结果的应用

在实施职业素养评估体系后，如何有效地利用评估结果来推动教学改进和职业发展指导，是教育工作者和管理者需要深入思考的问题。

首先，评估结果可以用来识别学生在职业素养方面的优势和不足。这些信息可以帮助教师调整教学策略和方法，以满足学生的学习需求。例如，如果评估结果显示学生在某些技能方面表现不佳，教师可以设计更多的实践活动或工作坊，以帮助学生提高这些技能。

其次，评估结果可以为学生的职业发展提供指导。通过了解自己的职业素养水平，学生可以更清楚地规划自己的职业道路，选择适合自己的实习和就业机会。学校可以提供个性化的职业咨询和指导服务，帮助学生根据评估结果制订个人发展计划。

最后，评估结果还可以用来评价和改进课程设置和教学内容。如果评估结果显示某些课程或教学内容与学生的职业需求不匹配，学校可以及时调整课程设置，更新教学内容，以确保教学与行业需求保持一致。

2.根据评估反馈进行持续改进

首先，建立完善的反馈机制，收集教师、学生和行业专家的反馈意见。这些反馈可以提供关于评估体系的实际运行情况的第一手信息，有助于发现问题并提出改进建议。

其次，定期对评估体系进行审查和评估，检查评估指标的科学性和实用性，及时更新和调整评估标准。随着教育环境和行业需求的变化，评估体系也需要不断进化和完善。

最后，加强评估团队的专业培训和能力提升，提高他们在评估方法、数据分析和反馈沟通方面的专业素养。同时，利用现代信息技术，如数据分析软件、在线评估平台等，提高评估的效率和准确性。

将评估结果应用于教学改进和职业发展指导，可以帮助学生提高职业素养，为他们的未来发展打下坚实基础。通过建立反馈机制、定期审查评估体系、加强专业培训等策略，可以确保评估体系的长期有效性，为教育质量的提升提供有力支持。

第二节　持续教育与职业发展路径

一、持续教育的实施策略与资源配置

（一）教育内容与方法的创新

公共卫生持续教育是提升公共卫生工作者专业能力和知识水平的重要途径。

首先，公共卫生持续教育的内容设计应包括最新研究、政策更新和技能提升等方面。在最新研究方面，可以介绍公共卫生领域的最新研究成果、技术和方法，帮助工作者了解前沿动态和发展趋势。在政策更新方面，可以解读和分析公共卫生政策的最新变化，帮助工作者了解政策背景和影响。在技能提升方面，可以提供公共卫生实践中的关键技能培训，如数据分析、项目管理、沟通协调等。

其次，为了实施这些内容，可以采用多样化的教育方法。在线课程是一种便捷的学习方式，可以通过网络平台提供灵活的学习时间和地点。可以设计一系列在线课程，涵盖不同的公共卫生主题，提供视频讲座、阅读材料和互动测试等学习资源。此外，可以组织研讨会和讲座，邀请专家学者分享最新的研究成果和经验，提供学术交流和讨论的机会。还可以开展实践项目，如社区健康促进项目、疾病预防控制项目等，让工作者参与实际操作，提升实践能力和问题解决能力。

再次，为了增加互动和实践性，可以采用案例研究和小组讨论的教学方法。通过分析真实的公共卫生案例，让工作者参与到问题的讨论和解决中，培养他们的批判性思维和决策能力。小组讨论可以促进学习者之间的交流与合作，分享经验和观点，增强学习的深度和广度。

最后，为了提供个性化学习路径，可以利用学习管理系统和在线评估工具。学习者可以根据自己的兴趣和需求选择学习内容和进度，同时，通过在线评估工具进行自我评估和反馈，帮助学习者了解自己的学习成果和进步。

公共卫生持续教育的内容设计应包括最新研究、政策更新和技能提升等方面。采用多样化的教育方法，如在线课程、研讨会、实践项目等，可以提供灵活、互动和个性化的学习体验，提升公共卫生工作者的专业能力和知识水平。

（二）资源与平台的建设

在公共卫生持续教育中，整合和配置教育资源是确保教育质量和效果的关键。

首先，整合师资资源是公共卫生持续教育的重要环节。可以邀请来自学术界、公共卫生机构、医疗保健行业等领域的专家和从业者参与教学和研究工作。这些师资资源可以提供实践经验和理论知识的结合，为学习者提供更全面的教育。此外，可以建立教师培训和发展计划，提升教师的教学能力和专业素养。

其次，资金的配置对于公共卫生持续教育也是至关重要的。可以通过政府资助、企业赞助、学费收入等多渠道筹集资金，确保教育项目的可持续性。同时，合理分配资金，用于教师薪酬、教学设施建设、教材开发等方面，提高教育质量和学习体验。

再次，技术平台的配置对于公共卫生持续教育也至关重要。利用现代信息技术，如互联网、移动学习平台等，可以提供灵活、便捷的学习方式。建立在线教育平台，提供丰富的学习资源，如视频讲座、在线课程、互动讨论等，满足学习者的个性化学习需求。同时，利用数据分析技术，可以追踪学习者的学习进度和效果，为教学改进提供依据。

最后，建立持续教育平台，如专业学会和在线教育平台，可以进一步支持人才发展。专业学会可以提供学术交流、专业培训、资源共享等机会，促进公共卫生工作者的专业发展和知识更新。在线教育平台可以提供灵活的学习时间和地点，满足工作者的学习需求。同时，通过在线教育平台，可以实现大规模开放在线课程，吸引更多的学习者参与，扩大教育覆盖面。

整合和配置教育资源，包括师资、资金、技术平台等，是公共卫生持续教育的重要任务。建立持续教育平台，如专业学会、在线教育平台，可以提供更多的学习机会和资源，支持公共卫生工作者的专业发展和知识更新。

二、职业发展路径的规划与实践

（一）职业规划的指导与支持

公共卫生人才在职业发展中面临着多样化的选择和挑战。为了帮助他们更好地规划职业生涯，提供职业规划指导是至关重要的。

首先，为公共卫生人才提供职业咨询是职业规划的重要环节。可以邀请职业规划专家或经验丰富的公共卫生从业者进行个体咨询或小组咨询，帮助人才了解自己的兴趣、优势和职业目标。职业咨询可以帮助他们了解不同职业领域的发展前景、工作内容和要求，从而作出更明智的职业选择。

其次，制定发展路径图是帮助公共卫生人才规划职业发展的有效工具。可以根据不同职业领域的要求和趋势，制定详细的发展路径图，包括必要的学历要求、技能培训、实践经验等。发展路径图可以清晰地展示从初级职位到高级职位的晋升路径，为人才提供目标和方向。

再次，通过持续教育支持人才在不同职业阶段的发展需求是至关重要的。对于初入职场的人才，可以提供基础知识和技能培训，帮助他们快速适应工作环境和要求。对于中级职位的人才，可以提供专业深化和领导力培训，提升他们的专业能力和管理能力。对于高级职位的人才，可以提供战略管理和创新思维的培训，帮助他们引领公共卫生领域的变革和进步。

最后，为了支持人才在不同职业阶段的发展需求，可以建立多元化的持续教育平台。可以与专业学会、学术机构、医疗机构等合作，提供各类培训课程和学术活动。同时，利用在线教育平台，提供灵活的学习方式和丰富的学习资源，满足人才的个性化学习需求。此外，可以组织定期的研讨会和讲座，邀请行业专家分享最新的研究成果和实践经验，促进人才的学术交流与合作。

为公共卫生人才提供职业规划指导，包括职业咨询、发展路径图等，可以帮助他们更好地规划职业生涯。通过持续教育支持人才在不同职业阶段的发展需求，可以提升他们的专业能力和知识水平，为公共卫生事业的发展作出贡献。

（二）实践与反馈机制的建立

将持续教育与实际工作相结合是提升公共卫生人才专业技能的有效途径。

首先，将持续教育与实际工作相结合，可以通过以下方式实现。一是将学习内容与实际工作需求相对应，确保学习的实用性和针对性。例如，可以针对工作中遇到的挑战和问题，选择相关的培训课程或研讨会进行学习。二是将学习成果应用于实际工作中，通过实践提升专业技能。例如，学习新的数据分析方法后，可以在工作中应用这些方法解决实际问题，提高工作效率和准确性。

其次，建立反馈机制是促进持续改进和个人成长的重要手段。同行评审是一种常见的反馈机制，通过同事或同行的评估和指导，可以获得关于工作表现和能力的反馈。这种反馈可以帮助识别自身的优势和不足，从而有针对性地进行改进和提升。此外，还可以建立定期的绩效评估制度，对个人的工作绩效进行评估和反馈。绩效评估可以提供关于工作成果和能力的客观评价，帮助个人了解自己的表现和成长方向。

为了建立有效的反馈机制，可以采取以下措施。一是建立一个开放和透明的反馈文化，鼓励员工主动寻求和接受反馈。二是提供反馈培训和指导，帮助员工学会如何有效地给予和接受反馈。三是建立一个反馈记录和跟踪系统，确保反馈意见得到及时记录和处理，促进改进措施的实施。

通过将持续教育与实际工作相结合，并建立反馈机制，公共卫生人才可以在实践中不断提升专业技能，同时也能够不断反思和改进自己的工作表现。这种结合和机制可以帮助个人实现持续成长，并为公共卫生事业的发展作出更大的贡献。

第三节　未来展望：公共卫生人才的终身学习与成长

一、构建支持公共卫生人才终身学习的体系

（一）教育体系的创新与整合

构建一个支持公共卫生人才终身学习的综合性教育体系是培养高素质公共卫生专业人才的关键。

首先，综合性教育体系应包括多样化的学习资源和途径。这包括传统的课堂教育、实践培训、在线课程、研讨会、工作坊等。课堂教育可以提供系统的理论知识和基础技能培训，实践培训可以提供实际操作经验和技能提升机会。在线课程可以提供灵活的学习时间和地点，满足工作者的学习需求。研讨会和工作坊可以提供学术交流和合作的机会，促进知识的分享和创新的产生。

其次，整合传统教育与现代技术是提供灵活多样学习途径的关键。利用现代信息技术，如互联网、移动学习平台等，可以提供便捷、互动的学习体验。例如，可以利用在线教育平台提供丰富的学习资源，如视频讲座、在线课程、互动讨论等。同时，利用虚拟现实（VR）和增强现实（AR）技术，可以提供模拟实际工作场景的学习体验，提高学习者的实践能力和应变能力。

再次，为了提供个性化学习路径，可以利用学习管理系统和在线评估工具。学习者可以根据自己的兴趣和需求选择学习内容和进度，同时，通过在线评估工具进行自我评估和反馈，帮助学习者了解自己的学习成果和进步。此外，可以建立学习社区和论坛，促进学习者之间的交流与合作，分享经验和观点，增强学习的深度和广度。

最后，为了支持公共卫生人才终身学习，可以与专业学会、学术机构、医疗机构等合作，建立合作伙伴关系。这些合作伙伴可以提供最新的研究成果、实践经验和专业认证，为学习者提供更多的学习机会和资源。同时，可以建立学分转移和认证机制，使学习者在不同教育机构之间的学习成果得到认可和积累。

构建一个支持公共卫生人才终身学习的综合性教育体系需要整合传统教育与现代技术，提供灵活多样的学习途径。通过多样化的学习资源、个性化学习路径、合作伙伴关系和学分认证机制，可以满足公共卫生人才的学习需求，促进他们的专业发展和知识更新。

（二）学习资源的开发与共享

开发和共享高质量的学习资源对于公共卫生教育和专业人才的培养至关重要。

首先，开发和共享高质量的学习资源可以通过以下方式实现。一是鼓励学术机构和专业组织参与课程开发和教材编写，确保学习资源的科学性和权威性。这些课程和教材可以涵盖公共卫生的基础理论、实践技能和创新方法。二是建立研究数据共享平台，收集、整理和分享公共卫生研究数据，为学习者提供实践和研究的机会。三是开发和分享实践案例，通过分析真实的公共卫生案例，提供实际操作经验和问题解决能力的培养。

其次，建立国际合作与交流平台对于促进全球公共卫生知识的传播和学习至关重要。国际合作可以通过以下方式实现。一是建立国际学术合作网络，与全球的公共卫生机构和学术机构合作，共同开展研究和培训项目。二是组织国际会议和研讨会，邀请国际专家和学者分享最新的研究成果和实践经验，促进知识的交流与合作。三是建立在线国际合作平台，利用互联网和现代通信技术，提供跨国学习机会和资源共享。

最后，国际合作与交流平台可以带来以下好处。一是促进全球公共卫生知识的传播和学习，使学习者能够了解全球公共卫生问题和挑战，学习国际先进的公共卫生理论和实践。二是增强公共卫生专业的国际视野和竞争力，培养具有国际交流与合作能力的公共卫生人才。三是促进不同国家和地区之间的经验交流与合作，共同解决公共卫生问题，推动全球公共卫生事业的发展。

开发和共享高质量的学习资源，建立国际合作与交流平台，是促进全球公共卫生知识传播和学习的重要途径。

二、促进公共卫生人才终身学习与成长的策略

（一）激励机制与政策支持

激励公共卫生人才参与终身学习对于提升其专业能力和知识水平至关重要。

首先，提出激励公共卫生人才参与终身学习的策略如下。一是提供职业发展激励，如晋升机会、职位晋升、薪酬增长等，鼓励公共卫生人才不断提升自己的专业能力和知识水平。二是实施学习成果认证，将学习成果与职业资格认证、学位授予等挂钩，使公共卫生人才在学习过程中获得实质性的认可与回报。三是提供灵活的学习途径和支持，如在线课程、夜校课程、周末培训班等，满足不同人群的学习需求。

其次，政府和机构在促进终身学习的普及和实施方面发挥着重要作用。政府可以通过以下方式提供政策支持。一是制定相关政策，鼓励和支持公共卫生人才参与终身学习，如提供学习补贴、税收优惠等。二是建立公共卫生人才终身学习基金，为公共卫生人才提供经济支持和激励。三是与教育机构和专业组织合作，共同开发和推广终身学习项目，提供多样化的学习资源和途径。

最后，政府和机构还可以通过以下方式支持终身学习的实施。一是建立完善的终身学习体系，包括基础教育、职业教育和继续教育等，以满足不同层次和需求的学习者。二是加强师资培训和教育质量评估，确保学习资源的质量和效果。三是加强宣传和推广，提高公众对终身学习的重要性和价值的认识，激发公共卫生人才的学习动力和积极性。

激励公共卫生人才参与终身学习的策略包括职业发展激励、学习成果认证等。政府和机构可以通过制定政策、提供经济支持、与教育机构和专业组织合作等方式，促进终身学习的普及和实施。

（二）持续评估与反馈

建立持续评估机制是确保终身学习活动有效性和针对性的关键。

首先，建立持续评估机制可以通过以下方式实现。一是定期进行学习成果评估，通过考试、项目评估、同行评审等方式，评估公共卫生人才的学习成果和能力提升。二是开展满意度调查，收集学习者对学习资源、教学方法、学习体验等方面的反馈，了解学习者的需求和期望。三是建立学习跟踪系统，记录学习者的学习进度、参与度和成果，为评估提供数据支持。

其次，通过反馈循环不断优化终身学习体系是满足公共卫生人才成长需求的重要手段。反馈循环包括以下步骤。一是收集反馈信息，通过学习成果评估、满意度调查、学习跟踪等方式，收集学习者的反馈和数据。二是分析反馈信息，对收集到的反馈信息进行分析和总结，识别存在的问题和改进的机会。三是制定改进措施，根据分析结果，制定针对性的改进措施，如调整课程内容、改进教学方法、增加实践环节等。四是实施改进措施，将制定的改进措施付诸实践，并持续跟踪其效果。五是循环迭代，根据实施改进措施后的效果，进行新一轮的反馈收集和分析，形成持续的优化循环。

最后，为了确保持续评估机制的有效性，可以采取以下措施。一是建立专业评估团队，负责评估工作的组织和实施，提高评估的质量和效率。二是提供评估培训和指导，帮助学习者和教师了解评估方法和要求，提高评估的准确性和可靠性。三是建立评估结果公开和反馈机制，确保评估结果得到有效利用，促进学习者和教师的成长。

建立持续评估机制，通过反馈循环不断优化终身学习体系，是满足公共卫生人才成长需求的重要途径。通过定期评估、满意度调查和学习跟踪等方式，收集反馈信息，分析存在的问题和改进机会，制定并实施改进措施，形成持续的优化循环，可以确保终身学习活动的有效性和针对性，满足公共卫生人才的成长需求。

参考文献

[1]陈岗.公共安全指引[M].北京：中国石化出版社，2022.

[2]樊立华.基本公共卫生服务均等化理论与实践[M].北京：人民卫生出版社，2014.

[3]黄德斌.大学生职业素养的养成与提升教学方法及理论[M].北京：中国纺织出版社，2023.

[4]黄国伟，姜凡晓.突发公共卫生事件应对与处置[M].北京：北京大学医学出版社，2016.

[5]金辉.健康战略下高等公共卫生教育模式探索与实践[M].南京：东南大学出版社，2020.

[6]李杰女.危机之下：突发公共卫生事件中的社会心理透视[M].北京：中国纺织出版社，2022.

[7]李钰艳.高等医学院校"三全育人"体系的构建与实践：以福建医科大学为例[J].福建医科大学学报（社会科学版），2023，24（1）：51—55.

[8]刘海明.公共卫生事件中的社会伦理心态[M].北京：商务印书馆，2023.

[9]刘一欧.城乡基本医疗卫生服务均等化研究[M].北京：中国社会科学出版社，2016.

[10]陆志群，夏立平，郭艳侠，等.我国社区公共卫生专业人才医学人文素养培养指标体系的构建[J].医药高职教育与现代护理，2023，6（5）：381—386.

[11]马如林.基层公共卫生服务工作指南[M].北京：中国中医药出版社，2010.

[12]梅珊，王文广，朱一凡，等.面向公共卫生管理的传染病传播建模与仿真研究[M].北京：科学出版社，2018.

[13]孟庆跃.公共卫生领导力基础教程[M].北京：北京大学医学出版社，2021.

[14]米红，马齐旖旎.转危为机 公共卫生事件早期识别及浙江治理案例研究 国际比较的视角[M].北京：华龄出版社，2022.

[15]庞基赛.公共卫生事件下高职院校"三全育人"机制的路径探析[J].中国机械，2021（1）：73—74.

[16]秦怀金，陈博文.国家基本公共卫生服务技术规范[M].北京：人民卫生出版社，2012.

[17]唐文娟.突发公共卫生事件健康科普策略与实践[M].上海：上海科学技术出版社，2022.

[18]陶芳标，马骁，杨克敌.公共卫生学概论[M].北京：科学出版社，2009.

[19]王洪海，杨海燕.中医药应对重大公共卫生事件策略与疫病防治[M].北京：中国医药科技出版社，2022.

[20]王硕，雷泉龙，杨申琳，等.公共卫生视角下高职健康管理专业核心职业素养提升路径研究[J].中文信息，2021（4）：101，105.

[21]卫生部妇社司.国家基本公共卫生服务技术规范[M].北京：人民卫生出版社，2012.

[22]吴建军，张艳，宋志靖，等."医教协同"背景下预防医学人才实践能力培养的思考[J].基础医学教育，2019，21（06）：490—493.

[23]吴群红，郝艳华，赵忠厚.与危机共舞：突发公共卫生事件管理方略[M].北京：科学出版社，2010.

[24]吴争鸣，包国祥.国家基本公共卫生服务培训指导[M].北京：中国科学技术出版社，2010.

[25]杨珂，王安东，冯广余.大学生的职业素养与就业竞争力[M].北京：光明日报出版社，2021.

[26]杨玲.大学生职业素养教育与提升[M].北京：北京工业大学出版社，2022.

[27]杨青龙，郑新燕，叶佳妮，等.公共卫生岗位胜任力要素认同现状及关联分析[J].成都医学院学报，2023，18（5）：615—619.

[28]尹冬梅.复合型公共卫生人才培养论纲[M].上海：复旦大学出版社，2016.

[29]张春颜.公共卫生事件衍生社会风险防控研究[M].北京：中国社会科学出版社，2022.

[30]张海斌.全球化时代的公共卫生法治[M].北京：法律出版社，2022.

[31]邹飞，凌文华.预防医学导论[M].北京：人民卫生出版社，2010.